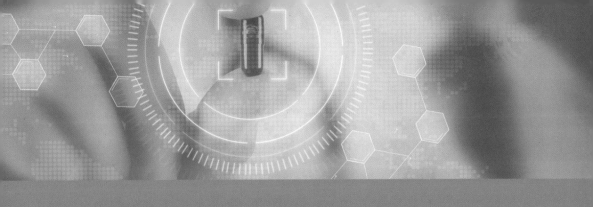

结直肠癌化疗药物
顺铂的耐药机制

张 军 主编

JIEZHICHANG'AI HUALIAO YAOWU

SHUNBO DE NAIYAO JIZHI

U0307135

华中科技大学出版社
http://www.hustp.com
中国·武汉

图书在版编目(CIP)数据

结直肠癌化疗药物顺铂的耐药机制/张军主编. —武汉:华中科技大学出版社,2021.12
ISBN 978-7-5680-7880-1

Ⅰ.①结… Ⅱ.①张… Ⅲ.①结肠癌-药物疗法-抗药性-研究 ②直肠癌-药物疗法-抗药性-研究 Ⅳ.①R735.3

中国版本图书馆 CIP 数据核字(2021)第 269922 号

结直肠癌化疗药物顺铂的耐药机制　　　　　　　　　　　张　军　主编
Jiezhichang'ai Hualiao Yaowu Shunbo de Naiyao Jizhi

策划编辑:史燕丽
责任编辑:曾奇峰
封面设计:原色设计
责任校对:刘小雨
责任监印:徐　露
出版发行:华中科技大学出版社(中国·武汉)　　　电话:(027)81321913
　　　　　武汉市东湖新技术开发区华工科技园　　　邮编:430223
录　排:华中科技大学惠友文印中心
印　刷:武汉开心印印刷有限公司
开　本:710mm×1000mm　1/16
印　张:7.25
字　数:92 千字
版　次:2021 年 12 月第 1 版第 1 次印刷
定　价:49.80 元

内容简介

结直肠癌是常见的消化系统疾病之一,其发病率和死亡率均较高。本书探讨了临床上结直肠癌化疗药物实践中的棘手方向,即化疗药物的毒副作用及导致化疗失败的原因——耐药性,从理论基础和实验研究两个方面全面分析了结直肠癌化疗药物的耐药机制。书中还介绍了增强化疗药物敏感性的最新研究进展,以期使读者既能知晓该领域的研究现状,又能领略到最新的前沿技术。

本书可作为各级医院从事消化内科诊疗工作的医生的临床指导用书,也可作为相关专业研究生、规培学员等的辅导用书。

网络增值服务

使用说明

① 教师使用流程

（1）登录网址：**http://yixue.hustp.com** （注册时请选择教师用户）

注册 ▷ 登录 ▷ 完善个人信息 ▷ 等待审核

（2）审核通过后，您可以在网站使用以下功能：

下载教学资源　　建立课程　　管理学生　　布置作业　查询学生学习记录等

教师

② 学员使用流程

（建议学员在PC端完成注册、登录、完善个人信息的操作。）

（1）**PC端操作步骤**

① 登录网址：**http://yixue.hustp.com** （注册时请选择普通用户）

注册 ▷ 登录 ▷ 完善个人信息

② **查看课程资源：**（如有学习码，请在个人中心 - 学习码验证中先验证，再进行操作。）

选择课程

首页课程 ＞ 课程详情页 ＞ 查看课程资源

（2）**手机端扫码操作步骤**

手机扫码 → 登录 → 查看数字资源
↑
注册

前　言

　　结直肠癌是常见的消化系统疾病之一，其发病率和死亡率均较高。每年有超过 60 万例患者死于结直肠癌。其发病率有显著的地区差异，且与生活方式有密切联系。另外，还有很多危险因素值得注意，如结直肠癌家族史、炎症性肠病、吸烟和过量饮酒等。这些风险因素中以结直肠癌家族史和炎症性肠病与结直肠癌的关系较为密切。虽然其他的风险因素在理论上可以避免，但在现实生活中它们尤为常见，并在结直肠癌发病史中扮演了非常重要的角色。一些临床医生对该病的思维方式目前仍停留在理论研究水平，或者仅停留在对疾病的治疗上，难以形成全面系统的认识，缺乏实际指导性。临床医生对该病诊治水平的提高，有利于早期发现结直肠癌，降低患者死亡率，减轻患者的医疗费用负担及其家庭负担。

　　本书探讨了临床上结直肠癌化疗药物实践中的棘手方向，即化疗药物的毒副作用及导致化疗失败的原因——耐药性。肿瘤细胞对化疗药物产生耐药性的过程较复杂。本书全面详细地分析了在化疗过程中，肿瘤细胞如何对结构不同的化疗药物产生抵抗力，从而使化疗药物很难清除所有的肿瘤细胞，而残余的肿瘤细胞则导致结直肠癌的复发。不仅如此，书中还介绍了增强肿瘤细胞对化疗药物敏感性的最新研究进展，以期使读者既能知晓该领域的研究现状，又能领略到最新的前沿技术。本书将肿瘤细胞对化疗药物耐药的机制分析得十分详细,引人入胜,通俗易懂,即使刚入消化内科的医生亦能明白。本书将理论知识与临床实践相结合,期望能帮助临床医生快速提高诊疗水平。

　　总之,本书具有较强的临床实践指导意义和科学性,有助于提高临床医生对化疗药物耐药性的认识,可作为各级医院从事消化内科诊疗工作的医生的临床指导用书,也可作为相关专业研究生、规培学员等的辅导用书。

　　在实际临床工作中,读者在借鉴书中涉及的耐药性产生机制时,要结合患者的实际情况以制订更合理的治疗方案,切不可一叶障目,生搬硬套。临床工作中具体用药还必须遵从药物说明书、相关药典及指南。诚然,受到编者临床水平及思维等诸多因素的限制,书中难免会有错误及不足之处,恳请广大读者提出宝贵意见。

张　军

目 录

第一章　引言 ……………………………………………………… 1

第二章　细胞信号通路的组成及途径 …………………………… 3

　　第一节　细胞信号分子生物学基础 ………………………… 3

　　第二节　细胞信号转导途径 ………………………………… 4

第三章　结直肠癌的发生和发展通路简介 ……………………… 8

　　第一节　结直肠癌发生和发展的分子生物学基础 ………… 8

　　第二节　结直肠癌发生和发展的通路 ……………………… 11

第四章　信号转导抑制剂与结直肠癌治疗 ……………………… 14

　　第一节　JAK-STAT 信号通路 ……………………………… 14

　　第二节　STAT3 抑制剂与结直肠癌 ………………………… 21

第五章　结直肠癌化疗药物耐药机制 …………………………… 25

　　第一节　顺铂诱导 ROS 产生及顺铂联合 NAC 对结肠癌

　　　　　　细胞增殖抑制与凋亡作用的研究 ………………… 28

　　第二节　顺铂联合 NAC 调控 AKT 表达作用

　　　　　　机制的研究 ………………………………………… 37

　　第三节　顺铂与 NAC 联合应用对结肠癌细胞体内成瘤

　　　　　　作用的研究 ………………………………………… 57

第六章　综述——增强化疗药物敏感性的研究进展 …………… 77

第一章 引言

结直肠癌(colorectal cancer,CRC)在我国是比较常见的恶性肿瘤,WHO国际癌症研究机构的GLOBOCAN项目评估,2018年全球范围内CRC新发病人数约为180万人,其中死亡人数约为88万人,其发病率和死亡率均较高。结直肠腺瘤(colorectal adenoma,CRA)是CRC最主要的癌前疾病。通常认为结直肠肿瘤包括CRC和CRA。国内外学者非常重视结直肠肿瘤的早期诊断,但是由于结直肠肿瘤标志物的实验室血清学诊断缺乏敏感性和特异性,其临床应用受到限制,例如,CEA、CA125和CA19-9等传统标志物的血清学检测操作比较简单,但特异性和敏感性均较低。新开发的分析外周血端粒酶活性和某些miRNA等的新技术,由于操作较为复杂,临床应用价值有待进一步评估验证。粪便DNA和转铁蛋白的检测对结直肠肿瘤的诊断意义有限,但可应用于结直肠肿瘤的筛查等。

时至今日,治疗肿瘤的方法不断发展与更新,新的抗癌药物层出不穷,但顺铂仍是临床上较常用的化疗药物,尤其是其在应用剂量较大时对肿瘤细胞杀伤作用显著,但因严重的毒副作用及耐药性而限制了其广泛应用。

顺铂是一个中性、平面正方形的无机复合物,其与DNA发生反应而产生特有的生物学效应,从而发挥修复DNA损伤的作用,进而促使细胞启动不可逆的凋亡程序,导致细胞发生凋亡。顺铂与DNA的相互作用,主要通过一系列自发水合反应来完成。这种单水化的形式被确认为具有高反应性,但这种形式的形成率往往受许多内源性亲核物质限制,如谷胱甘肽(GSH)、甲硫氨酸、金属硫蛋白和蛋白质等。因此,顺铂进入细胞时,它易受到这些物质的影响而导致细胞灭活。顺铂主要与亲核 DNA 中的嘌呤碱基 N7 位点发生反应,从而形成 DNA-蛋白质、DNA-DNA 链间和链内交联等复合物形式。有证据表明,形成的链内加合物可以诱导细胞毒作用的发生。另外,有研究在培养的细胞中发现了一个类似链内交联 DACH-硫酸根-铂的复合物,此复合物与链内加合物相比主要的 DNA 碱基对数量不同。此复合物的发现为清除对顺铂产生耐药性的肿瘤细胞提供了新的临床思路。由于形成的链内加合物可使大量顺铂诱导细胞核损伤,因此,顺铂与 DNA 结合的总的水平和程度决定了顺铂所产生的细胞毒性的严重程度。虽然顺铂影响 DNA 复制,但其影响 DNA 合成与细胞毒性的产生之间不存在相关性。因此,每一个识别蛋白可能会启动一个或多个特定的生物信号应激源,从而使 DNA 损伤呈现出看似无关的生物学效应,此与顺铂破坏 DNA 的复制和转录过程是一致的,但这样的生物学效应不一定直接导致细胞死亡。对于顺铂作用的细胞来讲,其生存和促凋亡信号同时被激活,并激活和整合下游的信号分子,最终产生不同的生物学效应,并导致顺铂耐药性的产生。目前有实验表明 AKT 表达异常可能与顺铂耐药性的产生有关,但顺铂通过何种信号通路来调控 AKT 的表达目前较少有研究涉及,因此,临床上要想克服应用顺铂治疗肿瘤而产生的耐药性,仍需要开展大量的系统性实验。

第二章 细胞信号通路的组成及途径

第一节 细胞信号分子生物学基础

生物体是由大量具有特殊结构和功能的细胞组成的复杂有机体,其内的细胞器、组织器官等彼此之间隔离,且绝大部分不与外界因素直接关联,故外界的刺激需要通过细胞间的信号通路来进行分级传递,从而调控机体的生理功能。细胞信号为细胞之间相互传递信息的相关载体,其是信号分子与细胞膜上或细胞膜内的受体相结合的反映。生物过程通常涉及众多细胞信号分子之间复杂的相互作用。而这其中,细胞感知正确并响应其微环境的能力是保证组织修复及组织动态平衡的基础。信号相互作用和细胞信息处理错误则可能导致肿瘤及相关疾病的发生。

生物体细胞之间的信号转导(signal transduction)是指细胞通过细胞膜或细胞内受体感受信号分子的刺激(通过相邻细胞的直接接触或彼此之间的间隙连接来实现),并经细胞内信号通路进行转换,从而调控细胞生物学功能的过程。外源性生物学信号可引起各种分子活性的变化,这种变化依次传递至下游效应分子,进而改变细胞的功能。信号转导的最终目的是使机体在整体上对外界环境的变化产生最为适宜的反应。有研究发现,细胞内存在着复杂的信号转导途径,而各种信号转导途径间又存在着多个层次的交叉调控。信号转导参与调控细胞所有的生命活动:细胞代谢,细胞分裂,细胞分化,细胞功能活动及细胞死亡。细胞识别周围环境中存在的各种信号,或识别与之相接触的细胞,细胞内各种分子生物学功能相应发生变化,从而改变细胞内的代谢过程,进而影响细胞的生长速度,甚至诱导细胞死亡。另外,在某些情况下,为了维护生物集体利益,或是为了维护生物种系的核心利益,在局部范围内一部分细胞会发生利他性凋亡。因此,阐明细胞信号转导的机制就意味着认清细胞在整个生命过程中的增殖、分化、代谢及死亡等诸多方面的表现和调控方式,进而理解机体代谢的调控机制。

第二节　细胞信号转导途径

丝裂原活化蛋白激酶(MAPK)是一系列丝氨酸/苏氨酸蛋白激酶,可磷酸化细胞质内的其他蛋白质,并促使其转移至细胞核内而调节转录因子的活性。它主要分为 4 个亚族:细胞外信号调节蛋白激酶(ERK),c-Jun 氨基末端激酶(JNK),p38 和 ERK5/大丝裂素活化蛋白激酶 1。所有 MAPK 家族成员均通过苏氨酸/酪氨酸残基羟基侧链的双重磷酸化被激活,苏氨酸与酪氨酸残基之间有一个三肽基序形成的氨基酸间隔。对于 JNK 而言,这一间隔的氨基酸是脯氨酸;而 p38 中这一间隔的氨基酸为甘氨酸。JNK、p38 都具有一个较小的氨基末端结构域和一个较大的羧基末端结构域,二者由一个交叉区连接在一起。其中羧基末端结构域以 α 螺旋为主,氨基末端结构域以 β 折叠为主。两个结构域交界处形成一个裂隙,为 ATP 结合位点。MAPK 的激活是细胞内磷酸化的级联反应,包括三种蛋白激酶活化的序贯磷酸化:始发于 MAP3K 的激活;激活后的 MAP3K

可以磷酸化并激活 MAP2K；随后 MAP2K 通过邻近的苏氨酸和酪氨酸的双重磷酸化而激活 MAPK。不同的细胞外刺激活化不同的 MAPK 信号通路，作用于不同的底物，引起特定的细胞生理反应。近来有研究显示活性氧（ROS）作用于相关的 MAP3K 的下游时，有两个特异性 MAP2K 可以激活 JNK，其中 MKK4 激活 JNK 和 p38、MKK7 激活 JNK。

JNK 是一种重要的应激活化蛋白激酶，是 MAPK 的一个亚族。它由 3 个基因编码：JNK1 和 JNK2 在全身广泛表达，而 JNK3 仅见于脑、心脏和睾丸。它包括 11 个结构域：氨基端为 Ⅰ～Ⅳ结构域；蛋白激酶激活环状结构位于Ⅶ～Ⅷ结构域保守性氨基酸 DFG 和 APE 基序之间，环状结构包含苏氨酸和酪氨酸。当激酶被激活时该处两个氨基酸将被磷酸化；羧基端为 Ⅴ～Ⅺ结构域。在未受刺激的细胞中，JNK 主要存在于细胞质内，但细胞核内也有一定的分布。在受到刺激后，JNK 迅速而显著地聚积于细胞核内，进而导致相应基因表达发生改变。JNK 通过选择性剪接而产生 10 种 JNK 形式，JNK 基因编码的蛋白质具有或无—COOH 末端，结果产生大小分别为 46 kD 和 54 kD 的两种蛋白质。还有一种剪接方式是选择性编码 JNK 功能区两个外显子中的一个，但该方式只限于 JNK1 和 JNK2 基因。不同组织发出不同指令，通过选择性剪接，JNK 改变停泊位点与底物的结合能力，从而决定作用底物的特异性。

有研究显示，JNK 发生磷酸化后可与线粒体外膜蛋白 Sab 结合，进而导致线粒体内膜蛋白 DOK4 的活性增强，其随后与 P-Src 发生作用，导致 P-Src 失活并抑制线粒体电子转运，促使 ROS 释放增加，最终引起肝细胞发生坏死。而这个过程中最为关键的是维持 JNK 的活性，该途径被称为 JNK-Sab-ROS 活化环。JNK 介导的 ROS 的产生增强了 APAP 的毒性作用，导致线粒体通透性转换（MPT）增加，进而引起肝细胞的坏死。在肿瘤坏死因子/半乳糖胺

(TNF/galactosamine)诱导的肝细胞凋亡的研究中发现，持续的JNK 激活对调控 Bcl 家族成员活性至关重要，而该家族成员控制线粒体外膜通透性，决定细胞色素 c 和其他凋亡蛋白的释放。总结这一系列研究发现 Sab 发挥着重要的作用，它是一种线粒体外膜蛋白，靶向点为 JNK，并且是 JNK 的底物，当 JNK 磷酸化 Sab 后，线粒体的呼吸链受到损伤，ROS 的产生增加，从而进一步损害线粒体的功能。

Sab(SH3BP5)是新发现的一种可以与 JNK 发生作用的蛋白质，它起初是由科学家 Wiltshire 等通过蛋白质-蛋白质相互作用筛查发现的。该蛋白质的 N 端部分形成延伸的卷曲螺旋结构，该结构包含 SH3 结构域，与 BTK 发生相互作用，并与肌球蛋白重链的结构域具有部分相同的序列。C 端部分除具有激酶相互作用基序(kinase interaction motif, KIM)和磷酸受体位点外，没有任何可识别的特征，也没有任何特征与其他已知的蛋白质相似。卷曲螺旋结构域经常涉及二聚化或其他蛋白质-蛋白质相互作用，因此，Sab 有可能存在其他类型的结合方式。

参 考 文 献

[1]　Vernia S, Cavanagh-Kyros J, Garcia-Haro L, et al. The PPARα-FGF21 hormone axis contributes to metabolic regulation by the hepatic JNK signaling pathway[J]. Cell Metab, 2014, 20(32): 512-525.

[2]　Czaja M J. JNK regulation of hepatic manifestations of the metabolic syndrome[J]. Trends Endocrinol Metab, 2010, 21(12):707-713.

[3]　Du K, Xie C, McGill M R, et al. Pathophysiological significance of c-jun N-terminal kinase in acetaminophen

hepatotoxicity[J]. Expert Opin Drug Metab Toxicol,2015,11(11):1769-1779.

[4] Win S,Than T A,Han D,et al. c-Jun N-terminal kinase (JNK)-dependent acute liver injury from acetaminophen or tumor necrosis factor(TNF) requires mitochondrial Sab protein expression in mice[J]. J Biol Chem,2011,286(40):35071-35078.

[5] Sharma M,Urano F,Jaeschke A. Cdc42 and Rac1 are major contributors to the saturated fatty acid-stimulated JNK pathway in hepatocytes[J]. J Hepatol,2012,56(1):192-198.

[6] Win S,Than T A,Fernandez-Checa J C,et al. JNK interaction with Sab mediates ER stress induced inhibition of mitochondrial respiration and cell death[J]. Cell Death Dis,2014,5(1):e989.

[7] Tarloff J B,Khairallah E A,Cohen S D,et al. Sex- and age-dependent acetaminophen hepato- and nephrotoxicity in Sprague-Dawley rats:role of tissue accumulation,nonprotein sulfhydryl depletion,and covalent binding[J]. Fundam Appl Toxicol,1996,30(1):13-22.

第三章　结直肠癌的发生和 发展通路简介

　　结直肠癌是指穿透黏膜肌层且浸润至黏膜下层及其以下组织的上皮性肿瘤，包括腺癌、腺鳞癌、鳞状细胞癌、梭形细胞癌和未分化癌。腺癌包括锯齿状型、黏液型、髓样型、微乳头型、粉刺型及印戒细胞样 6 种分型。在进行组织病理学观察时应特别注意转移与侵袭的征象。结直肠癌发病是遗传学和表观遗传学相继发生改变的多步骤、多基因参与的过程。该肿瘤发生和发展的分子生物学机制较为复杂，其中较为重要的分子生物学改变包括三种：①染色体的不稳定性；②微卫星不稳定性；③CpG 岛甲基化表型。以下就目前结直肠癌发病的主要的分子生物学机制及发生和发展通路做一简要介绍。

第一节　结直肠癌发生和发展的 分子生物学基础

（一）染色体的不稳定性

　　染色体的不稳定性（chromosomal instability，CIN）是指染色体的全部或大部分不断增加或丢失的现象，从而导致细胞核型产生变异。该现象涉及的基因变化主要包括 APC、TP53、18qLOH 等抑癌基因的失活,以及原癌基因 K-ras、c-Src、c-Myc 等的激活,是结直肠组织从正常黏膜上皮发展至腺瘤甚至腺癌的组织学过程中的经典分子模式。

1. APC-β-catenin 通路

APC 基因为一种抑癌基因,约80%的结直肠腺瘤和腺癌患者体内可检测出该基因的突变。这一分子事件的发生要早于 K-ras 和 TP53 基因突变,可能属于散发性结直肠癌发生的始动性基因变化。APC 基因通过负性调控转录因子 β-catenin 蛋白参与 Wnt 信号通路,而 Wnt 信号通路是调控细胞增殖、分化的关键通路之一。当 APC 基因发生突变时其蛋白表达下调,导致 APC 蛋白无法与 β-catenin结合形成三聚体复合物(GSK-3β、APC、Axin),此时 β-catenin被持续激活并大量蓄积在细胞核和细胞质中,进而激活促进细胞增殖基因(如 c-Myc、cyclin D1 等下游基因)的转录,使细胞异常增殖形成肿瘤。

2. K-ras 基因突变

K-ras 基因属于 RAS 家族成员之一,30%～50%的结直肠癌患者存在 K-ras 基因突变。RAS 蛋白是酪氨酸激酶受体的下游效应器,可通过不同途径调控细胞分裂、分化、凋亡等。其中最具代表性的途径就是丝裂原激活蛋白激酶(MAPK)信号转导途径(Ras-Raf-MEK-ERK)。当 K-ras 基因被激活后,其与 GDP 的结合能力降低,此时 GTP 取代 GDP 与 Ras 结合,进而可通过 Raf 激酶磷酸化 MAP2K,后者再激活 MAPK,最后转至细胞核内直接激活转录因子(如 c-Myc 等),促进细胞分裂和增殖。

3. TP53 基因

TP53 基因是细胞增殖的"门卫基因",其编码的 p53 蛋白作为一种转录因子,在 DNA 损伤或致癌压力下被激活,进一步活化 p21 基因,从而诱导细胞周期阻滞在 G1 期,使 DNA 损伤得以修复。正常的 p53 蛋白在细胞周期的各个阶段都发挥调节作用以确保 DNA 修复系统正常工作。当 TP53 基因发生突变后,p53 蛋白的功能被抑制,此时 p53 蛋白对细胞周期的负性调控作用降低,导致 DNA 错配及基因突变发生率大大增高,最终引起细胞的恶性增殖。TP53 基因突变和杂合性缺失主要出现在结直肠癌发生过程的后期,是腺瘤转变为腺癌的重要分子事件。

(二)微卫星不稳定性

Miesfeld 于 1981 年从人类基因文库中发现一段长 2～10 nt 的片段,该片段可进行简单而有规律的重复,他将这一小段核苷酸片段称为微卫星。在正常情况下,同一个体内的微卫星的长度和核苷酸排序保持不变,称为微卫星稳定。与其他核苷酸序列相比,微卫星具有更高的突变率,因为 DNA 聚合酶串行在这些序列上时,更容易犯错。在某些因素作用下,微卫星的 DNA 在复制过程中出现双链分子的碱基错配、插入或丢失,引起微卫星的结构发生改变,这种微卫星结构发生重复无规律的改变的现象称为微卫星不稳定性(microsatellite instability,MSI)。正常的错配修复(mismatch repair,MMR)系统可通过切除逃脱 DNA 聚合酶核对功能后产生的错误,纠正错配,辅助维持基因完整性,但当 MLH1、MSH2、MSH6 和 PMS1 等 MMR 系统相关基因的启动子发生获得性甲基化或 MMR 系统相关基因发生点突变时可造成 MMR 系统缺陷和 MSI。MSI 又可导致 BRAF 等重要的原癌基因活化,以及多种抑癌基因如转化生长因子 β 受体 2(TGFBR2)基因和编码 Bax 蛋白的基因失活,从而促进结直肠癌的发生。研究显示,约 15% 的结直肠癌患者存在 MMR 系统功能缺失,同时 10%～15% 的散发性结直肠癌起因于 MSI。

MSI 通路中,BRAF 基因经常被活化;在散发性 MSI-H 肿瘤中,BRAF 基因突变发生率为 40%~50%。BRAF 是一种原癌基因,在调节 MAPK 信号通路中发挥重要作用,而 MAPK 信号通路可调节细胞的生长和分化。在结直肠癌患者中 BRAF 基因突变发生率为 5%~15%,其中 80% 涉及 BRAF 基因第 15 号外显子的第 1799 位核苷酸上的胸腺嘧啶-腺嘌呤的转换,引起第 600 位的氨基酸由缬氨酸(V)突变为谷氨酸(E),BRAF V600E 突变体的产生显著增强了 BRAF 基因的活性,最终导致 MAPK 信号通路激活,结直肠癌发生。

（三）CpG 岛甲基化表型

目前研究最广的人类表观遗传修饰就是 DNA 甲基化,它是指在 DNA 甲基化转移酶的作用下,将甲基转移至碱基特定结构上的过程。通常是 CpG 二核苷酸 5'-端的胞嘧啶变为 5'-甲基胞嘧啶。研究表明,DNA 甲基化能引起染色质结构、DNA 构象、DNA 稳定性及 DNA 与蛋白质相互作用方式发生改变,从而调控基因的表达。在哺乳动物中,CpG 序列在基因组中出现的频率只有约 1%,但在基因组的某些区域中 CpG 序列密度很高,可达平均值的 5 倍以上,称为 CpG 岛。它常位于基因启动子区或第一个外显子区。在哺乳动物基因组中约有 4 万个 CpG 岛,而且只有 CpG 岛的胞嘧啶能够被甲基化。在肿瘤发生时,抑癌基因的 CpG 岛中的 CpG 序列呈高度甲基化状态,从而导致这些抑癌基因失活,肿瘤发生。研究显示,在 35%~40% 的结直肠癌患者体内发现 CpG 岛甲基化表型(CpG island methylator phenotype, CIMP),通常还伴有 MSI 和 BRAF 基因突变。

第二节 结直肠癌发生和发展的通路

（一）经腺瘤癌变通路

结直肠癌绝大多数来自原先存在的腺瘤,即所谓的腺瘤-腺癌顺序(adenoma-carcinoma sequence)。在该顺序中 APC-β-catenin 通路发挥主要作用。简而言之,正常结直肠上皮在 APC 基因突变或缺失的基础上,如果发生 APC 及 β-catenin 基因甲基化异常,就会导致腺上皮增生,形成发育不良的隐窝;如果继发 K-ras 基因突变、TP53 基因失活、SMAD2 和 SMAD4 等基因的杂合性缺失,将会形成腺瘤;当端粒酶及众多基因发生异常时,就会导致腺瘤转化为腺癌。

(二)锯齿状病变通路

锯齿状病变通路是结直肠癌的另一条形成途径。正常结直肠黏膜细胞发生 BRAF 基因突变和 CIMP 后,隐窝上皮细胞过度增殖,同时表面细胞成熟过程发生延迟,导致上皮细胞脱落减慢,形成具有锯齿状组织学特征的微泡型增生性息肉(MVHP)或无蒂锯齿状腺瘤/息肉(SSA/P)。如果继发 MSI 和 MLH1 甲基化,就会发生细胞异型增生(SSA/P 伴细胞异型增生),当原癌基因和抑癌基因突变进一步增多时可形成腺癌。

(三)溃疡性结肠炎相关的结直肠癌通路

溃疡性结肠炎假息肉形成处的肠黏膜上皮可发生细胞异型增生并可进一步形成腺癌,且一般为多发性结直肠癌。溃疡性结肠炎相关的结直肠癌与散发性结直肠癌发生的分子机制有所不同,如 TP53 基因异常在散发性结直肠癌患者中多发生在腺瘤向腺癌转变的阶段,而溃疡性结肠炎相关的结直肠癌在很早期的上皮增生阶段就有 TP53 基因的改变。

(四)幼年性息肉病-癌途径

幼年性息肉病是一种罕见的染色体显性遗传性疾病,属于错构瘤性息肉病的一种,多发于直肠和乙状结肠,主要临床表现为便血。其可分为婴儿型、结肠型和胃肠道弥漫型。目前认为,幼年性息肉具有一定的恶变潜能,部分幼年性息肉病的发生是由 SMAD4 基因突变所致。SMAD4 基因编码的蛋白质属于 SMAD 家族,其自身形成同源复合物或与其他的 SMAD 家族成员形成异源复合物,转移到细胞核内,与其他转录因子协同作用,调节 TGF-β 应答基因的转录。SMAD4 功能失活或表达水平低下可影响 TGF-β 的信号转导并参与肿瘤的形成。有研究发现 SMAD4 在结直肠癌患者中功能缺失的比例约为 30%。超过一半的幼年性息肉病患者中 SMAD4 基因发生突变。

（五）遗传性结直肠癌

遗传性结直肠癌主要有两类:①家族性腺瘤性息肉病癌变,其发生主要是由于 APC 基因突变。②遗传性非息肉性结直肠癌,其发生与 MSI 通路密切相关。遗传性非息肉性结直肠癌的 MSI 主要与 DNA 错配修复基因胚系突变有关,主要表现为 MLH1、MSH2、MSH6、PMS2 基因胚系突变,而不是体系突变,所以其是一种遗传性疾病,其中尤以 MLH1、MSH2 基因胚系突变较为常见。

第四章 信号转导抑制剂与
结直肠癌治疗

结直肠癌是一种较为常见的恶性肿瘤,在发病率和死亡率方面有区域差异性,溃疡性结肠炎(UC)是其高危因素。有研究报道,有8~10年病史的 UC 患者发生结直肠癌的风险增加 0.5%~1%。而有40年病史的 UC 患者中,25%~30%将发生结直肠癌。UC 和结直肠癌都表现出与炎症微环境的紧密联系,该微环境由大量正常肠上皮细胞、癌前肠上皮细胞(IECs)、肿瘤细胞、免疫细胞及巨噬细胞等组成。微环境的促肿瘤或抗肿瘤作用已经成为癌症研究的主要方向。此外,生长因子激活免疫细胞,并与 IECs 或恶性肿瘤细胞相互作用,进而激活致癌基因的细胞因子介导转录因子 STAT3。STAT3 诱导表达激活细胞周期进程的重要基因(如 cyclin D1 和 PCNA),并抑制细胞凋亡基因(Bcl-XL、Bcl-2 和 Mcl-1),最终促进肿瘤细胞生长。

第一节 JAK-STAT 信号通路

1957 年,Isaacs 和 Lindenmann 确定干扰素为细胞因子家族的初始成员。在接下来的几十年中,其他几种细胞因子被陆续发现。重组干扰素的发现为研究细胞因子如何诱导基因表达提供了可能,随后通过一系列研究,人们在 JAK-STAT 信号通路中发现了 7 个

STAT 家族成员和 4 个 JAK 家族成员。

JAK 家族成员 Jak1、Jak2、Jak3 和 Tyk2 最初被鉴定为孤立酪氨酸激酶，除了 Jak3 的表达仅限于白细胞外，其余均为广泛表达。JAK 的分子质量从 120 kD 到 140 kD，具有 7 个保守的 JAK 同源性（JH）结构域/双羧基末端 JH 区域和假激酶域。其与其他酪氨酸激酶一样，由"失活环"中酪氨酸激酶磷酸化驱动的 JH4 发生活化，并与其受体结合后进一步调控细胞信号通路的转导。受体包括两个高度保守的结构，一个是富含脯氨酸的 box1，另一个是靠近细胞膜处的 box2，它们是决定细胞因子受体与 JAK 激酶相互偶联的重要结构。在 Tyk2 缺乏的情况下，人体对 IFN-1、IL-6 表现出联合免疫缺陷，而 IL-10、IL-12 和 IL-23 与过敏反应的增强有关，并导致抗炎反应受损。相比之下，Tyk2 基因敲除小鼠表现出较轻的免疫缺陷，这表明小鼠体内的 Tyk2 更多的是作为一种免疫反应放大器发挥作用。然而，与人类一样，Tyk2 缺陷小鼠表现出对 2 型糖尿病免疫反应增强的倾向。

Jak1 最初在新激酶的筛选过程中被偶然发现，生物化学和遗传学研究已经揭示了其具有遗传性。它有 1 型和 2 型两种分型，每种分型都有 2 个 IFN-α/β 受体链，即 IFNAR1 和 IFNAR2。有研究发现 Jak1 基因敲除小鼠的 LIF（IL-6 家族成员）受体信号转导发生缺陷，导致小鼠在围产期死亡。

有关 Jak2 的最初研究发现其参与调控单链受体（Epo-R、GH-R、Prl-R）、IL-3 家族受体（IL-3R、IL-5R 和 GM-CSFR），以及 IFN 受体之间的相互作用。对 Jak2 基因敲除小鼠的研究发现，Jak2 在红细胞生成中发挥关键作用；另外，对该小鼠的研究再次证明，Jak2 调控单链受体、IL-3 家族受体和 IFN 受体，并引导家族成员之间发生作用。有研究发现，Jak2 基因突变会导致骨髓增生性疾病的发生。

Jak3 具有白细胞特异性，其仅与 IL-2 受体链（C）发生反应。该链可作用于细胞因子受体 γ 链(γc)家族,包括 IL-4、IL-7、IL-9、IL-15 和 IL-21。Jak3 在淋巴活动中起重要作用,如果 Jak3 基因发生突变,会导致联合免疫缺陷相关疾病的发生。有趣的是,Jak3 基因敲除小鼠产生了类似的但不太严重的免疫缺陷综合征,究其原因可能是 Jak3 是淋巴细胞中一个重要的药物靶点。

哺乳动物 STAT 家族包括 7 个成员,即 STAT1、STAT2、STAT3、STAT4、STAT5a、STAT5b 和 STAT6,其分子质量为 750~900 kD。它们具有几个相对保守的结构域,尤其是 SH2 结构域。在静息细胞中,STATs 主要存在于细胞质内,其形式为不活跃的同型二聚体。但是,一旦被受体相关 JAK 激活,其与配体随即发生结合,导致特定受体酪氨酸残基的磷酸化。这些磷酸化酪氨酸残基会引导特异性 STAT 的 SH2 结构域发生依赖性招募,从而成为 JAK 的底物。活化状态是当其重新从受体中释放为二聚体时,其中一个 STAT 的 SH2 结构域结合另一个 STAT 激活的 STAT 二聚体的磷酸化酪氨酸,随后发生易位,并与细胞核特定增强子元件结合。同型二聚体与 GAS 增强子家族结合(回文结构,TTTCNGGAAA),相反,干扰素(IFN)促进 STAT1-STAT2 异二聚体的形成及与 IRF-9(干扰素调节因子)的结合,其形成 ISGF-3 并与 ISRE 增强子家族结合(直接重复,AGTTTN3TTCC)。通过对 STAT 的结构、遗传和生化功能的研究,人们已经发现了 7 个保守的 STAT 结构域,包括氨基末端(NH$_2$)结构域、螺旋线圈结构域、DNA 结合结构域,连接子(Lk)结构域、SH2 结构域、酪氨酸激活(Y)结构域和 C 端的转录活性区(transcriptional activation domain,TAD)。NH$_2$ 结构域(氨基酸残基 1~125)是 STAT 结构中独立的部分,其指导非活性 STATs 的同型二聚化,亦与 DNA 合成有关。相邻的螺旋线圈结构域(氨基酸残基 135~315)由一个突出的四螺旋束组成,其从核心结构域横向旋转约 80°。该结构域提供一个大的亲水表面受体。DNA 结合结构域(氨基酸残基 320~480)由结合的桶状免疫球蛋白发生折叠而形成,具有纳摩尔亲和力的增强子家族。相邻的连接子结构域确保 DNA 结合结构域与二聚体结构域之间相互连接。SH2 结构域(氨基酸残基 575~680)在受体募集和二聚化中起重要作用,其是保守度最高的结构域。酪氨酸激活结构域(氨基酸残基 700)位于 SH2 结构域附近,排除自身分子内缔合,STAT 家族成员的羧基末端是高度变异的,这种变异为其提供了一个与不同转录调节因子发生结合的机会。

STAT1 最初被发现是 ISGF-3 的组成部分之一,而 ISGF-3 是与 ISRE 发生结合的促炎因子。随后的部分研究发现,GAF-IFN 是一种刺激性气体结合转录因子,由 STAT1 同源二聚体表达。基因靶向研究证实 1 型和 2 型 IFN 在调控 STAT1 信号通路中发挥关键作用。与此一致,STAT1 基因发生突变后,人体对病毒和细菌的易感性增加。有趣的是,STAT1 基因似乎可以促进炎症反应。这与 STAT3 的抗炎作用形成鲜明对比。因此,如果细胞因子(例如 IFN-1 和 IL-6 家族的成员)可以同时激活 STAT1 和 STAT3,那么抗炎作用与促炎作用可能实现平衡。

STAT2 最初被发现在 1 型糖尿病的生物反应中发挥关键作用,参与调节 IFN-1 自分泌。STAT2 仍然是最神秘的家族成员。它的分子质量最大(人类为 850 kD,鼠为 925 kD),多以无活性的同源二聚体形式存在。

STAT3 最初被鉴定为 IL-6 依赖型促进急性期基因表达的转录因子。其参与调控整个 IL-6 家族(IL-6、IL-11、IL-31、LIF、CNTF、CLC/CLF、NP、CT1、OSM)和 IL-10 家族(IL-10、IL-19、IL-20、IL-22、IL-24、IL-26)的表达。另外,其还参与调控瘦素、IL-21 和 IL-27 等的表达。进一步的研究发现,STAT3 可被多种生长因子和原癌基因激活,其有一个重要特性是与肿瘤的形成有关。STAT3 在许多肿瘤（如头颈部肿瘤、胸腺瘤、多发性骨髓瘤、结直肠肿瘤和血液系统恶性肿瘤）中有表达。与此一致的是，STAT3参与抗凋亡基因的灭活和促生存基因的活化。此外，STAT3等位基因的表达可促进细胞之间的转化。其相应的反义寡核苷酸、RNA干扰和基因消融等研究发现，STAT3在肿瘤发生中发挥重要的作用。另外，有研究发现STAT3可能具有强大的抗炎活性。最近有研究表明，STAT3可通过非常规途径促进肿瘤生长，即在缺乏酪氨酸磷酸化的情况下与DNA发生结合。

STAT4在调控机体对IL-12和IL-2的生物反应中发挥作用。值得注意的是，IL-12可将原始CD4淋巴细胞的STAT4依赖性极化诱导至Th1细胞。另外，STAT4在IL-12依赖性NK细胞的活化中亦发挥类似诱导作用。有研究发现，STAT4调控免疫活动中酪氨酸激酶和丝氨酸激酶的磷酸化。STAT4已被证明可调控Th17细胞的IL-23依赖性扩增及其相关基因的表达。

STAT5包括由两个串联基因编码的STAT5a和STAT5b。生化和遗传学研究强调了STAT5a和STAT5b在调控IL-3家族（IL-3、IL-5和GM-CSF）和单链家族（如GH、Prl、Tpo和Epo）的功能中发挥重要作用。它们之间存在广泛的序列相似性（96%相似），因此它们的大部分功能相似，但是最近有关STAT5b基因的靶向研究揭示了STAT5b在红细胞生成和淋巴细胞生成中具有重要作用。

STAT6在调控IL-4和IL-13的信号转导中发挥重要作用，STAT6可与许多转录调节因子相互作用。研究已证实STAT6在IL-4/IL-13依赖性极化原始CD4淋巴细胞向Th2细胞的分化中起关键作用，另外，其对肥大细胞的激活亦发挥重要作用。这些研究强调了STAT6在促进B细胞凋亡方面的重要作用，包括促进MHC-2和IgE的表达。

JAK-STAT信号通路的一个特征是其活化过程表现为启动的

即时性和衰变的突然性,由此导致已激活信号分子在细胞核中迅速积累。在数小时后,信号会突然发生衰减,STAT 被重新转运回细胞质,用于下一轮信号传递,这种衰变导致 JAK 表达水平的下调及 STAT 转录活性的降低。STAT 信号衰减的三个机制包括去磷酸化、核输出和 SOCS(细胞因子信号抑制剂)反馈抑制。在这三个机制中磷酸酶的调节在激酶的信号级联作用中起着重要作用。遗传学和生物学研究表明,SHP-1、SHP-2 和 CD45 三种磷酸酶参与了这一过程。其他研究亦发现 PTP-1B、TC-PTP 和 PTP-BL 同样在该过程中发挥作用。

SOCS 可直接抑制 STAT 的活性,其是 STAT 的靶向结合基因,二者可产生一个经典的反馈回路。有研究发现 IFN-STAT1、IL-12-STAT4、IL-4-STAT6、GH-STAT5 和 IL-6-STAT3 在 SOCS-1、SOCS-2 和 SOCS-3 的反馈抑制过程中发挥作用。除了典型的酪氨酸激酶磷酸化之外,STAT 还经历了其他共价修饰,包括丝氨酸磷酸化、乙酰化、R-甲基化、甲酰化和 O-糖基化。其中 R-甲基化和甲酰化的作用有待进一步研究。所有 STAT(除 STAT2 外)在发生共价修饰时至少有一个丝氨酸残基会磷酸化。其磷酸化位点包括 PMSP 基序、PSP 基序(STAT5a Ser725;STAT5b Ser730)和 SSPD 基序(STAT Ser756)。STAT1 和 STAT5 在共价修饰中还会保留另外一个丝氨酸磷酸化位点,分别为 Ser708 和 Ser779。目前已通过使用激酶抑制剂、显示阴性等位基因和体外激酶刺激等方法进行 STAT 丝氨酸激酶的分析。而众多研究所涉及的激酶,包括 p38 MAPK、MAPK1、MAPK3、MAPK4、ERK、JNK、PKC、mTOR、NLK、CaMK2 和 IKK,由于它们的作用只能通过基因敲除及使用抑制剂等方法进行验证,因而缺少在亚细胞水平的研究。亚细胞水平的定位会增加共价修饰的特异性,比如干扰素的丝氨酸磷酸化激活 STAT1,并导致后者发生二聚体化,而该过程只发生在细胞核中。

在 STAT1 S727A 突变体介导的 IFN 先天性缺陷的研究中发现，STAT 丝氨酸磷酸化在转录调节过程中发挥主要作用。还有研究发现 STAT3 S727A 纯合(SA/SA)小鼠靶向调控基因的表达水平降低 50%，且没有显性表型差异。相比之下，STAT3 S727A 杂合子小鼠的围产期死亡率(75%)明显增高，小鼠发生发育迟缓和生理缺陷的概率明显增高。同样，在 STAT4 S721A 突变小鼠中，IL-12 诱导的 T 细胞受损增加。IL-1R 或 TNF-α 刺激后，STAT1 的 Ser727 位点发生磷酸化，在该过程中，酪氨酸激酶未发生磷酸化，而丝氨酸发生磷酸化，从而导致 STAT1 具备生物活性。与此相一致的是，在 STAT1 和 STAT3 突变体中酪氨酸激酶发生磷酸化，进而导致其不具备转录功能，发生缺陷。然而，这些突变体可通过抑制其他转录因子(如 NF-κB)来进一步调节基因转录过程。研究表明，依赖 STAT1 的凋亡蛋白激活时，Ser727 位点发生磷酸化，但酪氨酸乙酰化不参与该过程。STAT1 和 STAT3 乙酰化可调控 NF-κB 的信号转导过程，使促凋亡基因的表达增高。另外，STAT3 乙酰化能调节转录因子活性和同型二聚体稳定性。

　　STAT5 Thr92 的 O-糖基化与共激活因子 CBP 的亲和力增加有关。STAT1 中存在 O-糖基化位点，该位点最初是在对天然药物的分析中确定的，主要存在于 STAT1 剪接变异体中。该变异体与 STAT1 相比，羧基末端缺少 39 个氨基酸，存在形式为同源二聚体，不具备转录活性，必须与 Gal4 DNA 结合结构域发生结合才具备转录活性。众多 TAD 含有保守的丝氨酸募集的磷酸化位点，例如 CBP 或 MCM(微小染色体)复合物。STAT TAD 具有蛋白质稳定性，可作为泛素化靶向目标，缺乏 TAD 的选择性剪接 STAT 蛋白仍可通过与具备 TAD 伴侣之间的相互作用发生转录。例如，STAT3 可以通过招募 c-Jun 作为协同转录因子来促进基因表达。STAT3 与 c-Jun 的相互作用在肝脏中可通过诱导基因来进行表达，此作用还与 Fas 启动子的转录抑制有关，该领域在未来有望成为一个热门领域。

STAT2 亦可通过结合 PCAF 和 GCN5 两种组蛋白乙酰转移酶（HATs）来招募染色质修饰酶。HATs 本身具有 STAT 转录活性，比如 STAT3 和 STAT5 的 TAD。基因特异性 BAF 在 IFN-1 应答中发挥至关重要的作用，究其原因是 BAF 亚族与 STAT2 发生相互作用，而此作用是大多数 IFN-1 诱导基因激活所必需的。有研究发现 STAT 对靶向基因的调节具有差异性，比如 PIAS1 主要针对具有较弱亲和力 STAT 结合位点的启动子、IKK 依赖的丝氨酸磷酸化调控 ISGF-3 结合位点与 STAT 的亲和力。

第二节 STAT3 抑制剂与结直肠癌

在葡聚糖硫酸钠盐（DSS）诱导的溃疡性结肠炎（UC）模型中，肠上皮细胞中应用 STAT3 特异性抑制剂后，炎症细胞的增殖被抑制，肿瘤发生率降低。在其他结直肠癌（CRC）模型中也发现，STAT3 活性增强，进而使 gp130 受体发生突变，从而促进 CRC 的发生和发展，因此 STAT3 激活剂 IL-6 在 CRC 相关炎症中发挥重要调控作用。近年来，众多动物实验和临床研究均发现 IL-6 在 UC 和 CRC 中发挥非常重要的调控作用。研究发现 UC 和 CRC 的微环境中的 IL-6 主要来源于两种细胞，即内皮细胞和免疫细胞。其中免疫细胞 Th17 细胞发挥重要作用，该细胞是由 Th0 细胞在 IL-6 和 IL-23 的刺激下分化而成的辅助性 T 细胞，主要分泌 IL-17、IL-22 等促炎因子。近年来研究发现 IL-17 是 T 细胞来源细胞因子，该家族包括 6 个成员的配体（IL-17A 至 IL-17F）和 5 个受体（IL-17RA 至 IL-17RD 和 SEF）。IL-17 是一种主要由活化的 T 细胞产生的促炎因子，可以促进 T 细胞的激活和刺激上皮细胞、内皮细胞、成纤维细胞产生多种细胞因子,如 IL-6、IL-8、GM-CSF 和化学增活素及细胞黏附分子1(cellular adhesion molecule 1,CAM-1),从而导致炎症的产生。在阐述 IL-17 和 IL-22 等促炎因子是否参与 CRC 的研究中发现,IL-17主要由 T 细胞产生并可通过促血管生成来促进 CRC 的发生,而 IL-22 不具备此作用。亦有研究证明在 CRC 细胞系中 IL-22 表达水平增高,从而促进肿瘤细胞的生长。IL-22 和 IL-17A 均可促进肠黏膜愈合,而在肠黏膜修复过程中 IL-22 的产生早于 IL-17A,因此 IL-22发挥主要作用。此外,杉本等发现 IL-22 有助于快速改善 Th2 细胞介导的结肠炎导致的肠道局部炎症。大量研究发现 IL-22 导致炎症性肠病(IBD)患者炎症的发生,血清 IL-22 水平可以间接反映患者的疾病严重程度。另外,有研究发现 UC 患者血清中 IL-22 含量相比克罗恩病(CD)患者要高得多。IL-22 主要来源于活化的 T 细胞,其作用于结肠上皮细胞及成纤维细胞,进而导致炎症的发生。研究发现 CRC 患者体内 STAT3 的活性增高,引起 IL-22 分泌增多,导致肿瘤细胞的活性增高,并进一步引起肿瘤细胞发生转移。因此,STAT3 可作为治疗 CRC 的药物的一个靶向蛋白,即通过 STAT3抑制剂来抑制 STAT3 的活性,进而达到治疗 CRC 的目的。

参 考 文 献

[1] Bray F, Ferlay J, Soerjomataram I, et al. Global cancer statistics 2018:GLOBOCAN estimates of incidence and mortality worldwide for 36 cancers in 185 countries[J]. CA Cancer J Clin,2018,68(6):394-424.

[2] Strober W, Fuss I J. Proinflammatory cytokines in the pathogenesis of inflammatory bowel diseases[J]. Gastroenterology,2011,140(6):1756-1767.

［3］ Dong C. TH17 cells in development：an updated view of their molecular identity and genetic programming［J］. Nat Rev Immunol,2008,8(5):337-348.

［4］ Reiner S L. Development in motion：helper T cells at work[J]. Cell,2007,129(1):33-36.

［5］ Abraham C,Medzhitov R. Interactions between the host innate immune system and microbes in inflammatory bowel disease [J]. Gastroenterology,2011,140(6):1729-1737.

［6］ Morrison P J,Ballantyne S J,Kullberg M C. Interleukin-23 and T helper 17-type responses in intestinal inflammation：from cytokines to T-cell plasticity［J］. Immunology, 2011, 133 (4): 397-408.

［7］ Acosta-Rodriguez E V,Napolitani G,Lanzavecchia A,et al. Interleukins 1beta and 6 but not transforming growth factor-beta are essential for the differentiation of interleukin 17-producing human T helper cells[J]. Nat Immunol,2007,8(9):942-949.

［8］ Das J,Ren G W,Zhang L Y,et al. Transforming growth factor beta is dispensable for the molecular orchestration of Th17 cell differentiation[J]. J Exp Med,2009,206(11):2407-2416.

［9］ Erreni M, Mantovani A, Allavena P, et al. Tumor-associated macrophages (TAM) and inflammation in colorectal cancer[J]. Cancer Microenviron,2011,4(2):141-154.

［10］ Manel N,Unutmaz D,Littman D R. The differentiation of human T(H)-17 cells requires transforming growth factor-beta and induction of the nuclear receptor RORgammat［J］. Nat Immunol,2008,9(6):641-649.

［11］　Liu J K,Duan Y Z,Cheng X M,et al. IL-17 is associated with poor prognosis and promotes angiogenesis via stimulating VEGF production of cancer cells in colorectal carcinoma［J］. Biochem Biophys Res Commun,2011,407(2):348-354.

第五章 结直肠癌化疗药物耐药机制

目前临床中治疗结肠癌的方法不断发展与更新,新的抗癌药物层出不穷,但常因严重的毒副作用及耐药性而限制了其广泛应用。化疗药物耐药性的产生是一个较复杂的过程。在化疗过程中,肿瘤细胞可通过功能和结构上的改变,降低化疗药物的疗效,从而使化疗药物很难杀灭所有的肿瘤细胞,而残余的肿瘤细胞则可导致结肠癌的发生,令人遗憾的是目前临床上尚未解决该问题。因此,未来研究需进一步阐明化疗药物耐药性产生的分子机制,在结直肠癌发生与发展过程中寻找调控耐药性表达的关键分子,并将其作为今后治疗的靶点,从而逆转化疗药物的耐药性。

活性氧(ROS)被广泛定义为含氧的化学物质,其是一类氧的单电子还原产物,是电子在未能传递到末端氧化酶之前漏出呼吸链并消耗一部分氧而生成的,包括氧的一电子还原产物超氧阴离子、二电子还原产物过氧化氢、三电子还原产物羟基自由基及一氧化氮等。ROS 作为第二信使可上调促凋亡蛋白的表达,诱导细胞凋亡的发生。顺铂可使肿瘤细胞内 ROS 发生异常内源性聚积,导致细胞发生突变,增加遗传不稳定性,进而调控肿瘤对化疗药物的敏感性。ROS 亦可通过快速灭活 GSH 的活性,导致细胞毒性的产生,引起细胞内源性 ROS 的聚积和氧化应激的发生。此外,内源性 ROS 还可以激活 MAPK 家族、STAT3 及 AKT 等下游信号通路分子。

　　STATs 是一类由细胞因子、生长因子等多肽类配体激活的转录因子。其最早是作为 γ 干扰素调控基因表达的蛋白质而被发现的。STAT 家族成员在诸多的肿瘤细胞及组织中均存在持续活化,其中以 STAT3 尤为活跃。STAT3 主要包括 6 个结构域:①位于第 600～700 位氨基酸之间的 Src 2 型同源物(SH2)结构域,其主要功能是促使 STAT3 与激活后的受体形成复合物,进而介导 Janus 激酶(JAK)与 STAT 之间发生相互作用后形成 STAT3 二聚体,形成的二聚体进一步跨膜进入细胞核与 DNA 结合,从而发挥调控靶向基因的作用。②位于第 600～700 位氨基酸之间的 SH3 结构域,其功能尚有待进一步研究。③位于羧基端第 705 位的酪氨酸磷酸化位点,该位点发生磷酸化后,STAT3 持续活化,通过作用于 SH2 结构域促使 STAT3 形成二聚体并进一步跨膜进入细胞核与 DNA 结合,激活靶向基因的转录。④DNA 结合结构域,位于高度保守的第 400～500 位氨基酸之间,该结构域有两种不同的剪接方式。此外,比较特殊的是,该结构域包含转录激活结构域。⑤位于第 727 位的丝氨酸磷酸化位点。⑥保守的氨基酸序列,调控 STAT3 与其他转录因子之间的作用。

　　AKT 家族主要包括 AKT1、AKT2 和 AKT3,它们在氨基酸结构组成上具有高度的同源性。AKT1 和 AKT2 广泛分布于生物体内,而 AKT3 仅仅分布于特定的组织中。AKT 家族主要包含 PH 结构域、调控结构域和激酶催化结构域。PH 结构域大约由 100 个氨基酸组成,其主要介导 AKT 与磷脂酰肌醇之间的相互作用,与该结构域紧密相邻的是激酶催化结构域,其与 PKA 和 PKC 中的激酶结构域具有高度的相似性,该结构域中含有一个苏氨酸残基,其发生磷酸化后可调控 AKT 的活性。位于 AKT C 端的是一个疏水性结构域,该结构域含有磷酸化位点,Ser473 可以在外源性应激原或细胞因子的刺激下发生磷酸化,从而导致 AKT 活性增高。AKT 主要发挥抑制肿瘤细胞凋亡的作用,在胰腺癌细胞中 AKT 通常处于活化状态,其通过磷酸化下游的信号通路分子来调控肿瘤细胞的生长。化疗药物治疗的核心是促使肿瘤细胞发生凋亡,而 AKT 在肿瘤细胞中持续活化并抑制 P53 和 PTEN 等抑癌基因的表达,因此推断,AKT 可能参与肿瘤细胞耐药性的产生。AKT 在转录水平的调控是一个研究热点,但具体的分子生物学机制仍有待进一步研究。

启动子是参与调控特定基因转录过程的 DNA 序列,包含核心启动子区域和调控区域。核心启动子区域调控基础水平的转录,调控区域能够对不同的环境应激做出相应的应答,调控基因的表达。启动子的作用范围非常大,包含转录起始位点至其上游 2000 bp 的位点。另外,有些特定基因的转录区域内部也存在转录因子的结合位点,因此也属于启动子范畴。JAK2-STAT3 信号通路参与调控细胞增殖、分化及凋亡,是目前研究的热点领域。在正常细胞中 STAT3 的活化时间极其短暂,而在肿瘤细胞中 STAT3 可被异常激活而保持持久性激活状态,从而导致肿瘤细胞异常生长。因而靶向针对 STAT3 的药物具有较为有效的抗肿瘤作用,阻断该通路有望成为治疗肿瘤的新途径。有研究发现,STAT3 可以与 AKT1 的启动子发生结合,进而在转录水平调控 AKT1 的表达,而 STAT3 与 AKT2 和 AKT3 的启动子不发生相互作用。

第一节　顺铂诱导 ROS 产生及顺铂联合 NAC 对结肠癌细胞增殖抑制与凋亡作用的研究

一、摘要

目的:使用顺铂处理结肠癌细胞后细胞内 ROS 异常增多,ROS 在调控氧化应激、细胞增殖/凋亡和细胞信号通路等方面发挥重要作用。抑制 ROS 是否增加顺铂的化疗敏感性目前仍不明确。本研究的目的是验证顺铂是否促进 ROS 的产生及抑制 ROS 是否会增加顺铂治疗的敏感性。

方法:以结肠癌细胞 HCT-116 细胞为实验对象。设定 ROS 特异性抑制剂 NAC 的浓度为 20 $\mu mol/L$、顺铂的浓度为 100 $\mu mol/L$,两者合用处理 HCT-116 细胞。用流式细胞术和免疫荧光技术检测产生的 ROS;用 MTT 法和流式细胞术检测顺铂(Ⅰ组)和 NAC+顺铂(Ⅱ组)对 HCT-116 细胞生长及凋亡的影响,以验证 NAC 是否增强顺铂的治疗效果。

结果:顺铂可以导致细胞内 ROS 异常聚积,顺铂联合 NAC 可以增强顺铂对结肠癌细胞 HCT-116 细胞的促凋亡作用。

结论:NAC 可以增强结肠癌细胞对顺铂的敏感性。

二、材料和方法

(一)实验材料

1. 实验细胞

HCT-116 细胞株购自中国科学院细胞库(上海)。

2. 主要试剂

主要试剂见表 5-1-1。

表 5-1-1　主要试剂

主 要 试 剂	厂　家	产　地
顺铂	Sigma 公司	美国
DCFDA	Sigma 公司	美国
二甲基亚砜（DMSO）	Sigma 公司	美国
NAC	Sigma 公司	美国
甲基噻唑基四唑（MTT）	Sigma 公司	美国
Annexin V-FITC/PI 凋亡检测试剂盒	Blender 公司	美国
胎牛血清	Gibco 公司	美国

3. 主要仪器设备

主要仪器设备见表 5-1-2。

表 5-1-2　主要仪器设备

仪 器 设 备	厂　家	产　地
台式低温离心机	Hitachi 公司	日本
微量精密移液器	Eppendorf 公司	德国
酶标仪	Thermo Forma 公司	美国
倒置荧光显微镜	Olympus 公司	日本
电子分析天平	上海精密仪器仪表有限公司	中国
普通冰箱	海尔集团	中国

续表

仪 器 设 备	厂 家	产 地
超低温冰箱	Thermo Forma 公司	美国
脱色摇床	江苏正基 仪器有限公司	中国
ZP-200 恒温振荡器	常州国华 电器有限公司	中国
手提压力式蒸汽灭菌器	上海华线医用核子 仪器有限公司	中国
电热恒温干燥箱	天津市泰斯特 仪器有限公司	中国
自动三重纯水蒸馏器	上海亚荣 生化仪器厂	中国
流式细胞仪	Berkman 公司	美国
超净工作台， SW-CJ-1FD 型	苏州净化设备有限公司	中国

4. 主要耗材

无 RNA 酶枪头(10 μL、100 μL、1000 μL)，各种无酶微量离心管(1.5 mL、5 mL)，冻存管均购自 Eppendorf 公司；培养瓶购自 NEST 公司。

(二) 实验方法

1. 主要试剂的配制

1) 顺铂的配制

顺铂购于美国 Sigma 公司，用灭菌水配制成 1 mg/mL 工作液。

2）NAC 溶液配制

称取 1 g N-乙酰半胱氨酸粉溶解于 10 mL PBS 中，配制成 100 mg/mL 溶液，配制好后置于 4 ℃冰箱中备用。

2. 结肠癌细胞的培养、复苏、传代、冻存及计数

1）结肠癌细胞培养

结肠癌细胞培养于含 10％胎牛血清的 RPMI-1640 培养基中，置于细胞培养箱中培养。对贴壁细胞的培养，大约每 2 天更换培养基一次，大约 3 天传代一次，每次均取生长状态良好并处于对数生长期的细胞进行实验。

2）关于冻存细胞的复苏

从液氮罐中迅速取出冻存管，迅速放入已预先准备好的 37 ℃水浴中，快速振荡，使冻存液在 1 min 内融化，放入离心机中 1000 r/min 离心 5 min 后，弃去上清液，并加入预先配制好的培养基，反复吹打，待细胞吹匀、吹散后，将细胞悬液移入培养瓶中，置于细胞培养箱中培养。以后每 2 天左右更换一次培养基，观察细胞生长情况，并根据细胞生长密度进行传代。

3）细胞的传代

弃去培养瓶中的培养液，用灭菌好的 PBS 漂洗两次后，加入 1 mL 胰蛋白酶，在显微镜下观察胰蛋白酶消化情况，待细胞间隙逐渐增大且细胞开始变圆后，立即弃去胰蛋白酶，加入预先配制好的 RPMI-1640 培养基并反复轻轻吹打瓶壁细胞，使之成为均匀的细胞悬液。将细胞悬液按 1∶2 分装入其他培养瓶中进行传代，将细胞传代扩增 3～6 代，其中一部分细胞用于实验，另外一部分细胞冻存备用。

4）细胞的冻存

选择处于对数生长期的细胞，弃去培养液，并用 PBS 清洗两次，加入 1 mL 胰蛋白酶,并适时终止胰蛋白酶消化,加入配制好的培养基并反复吹打使之混匀,并将细胞收集于离心管中,1000 r/min 离心 5 min 后,弃上清液。将细胞置于细胞冻存液中稀释,按照每管 1 mL 的量均匀分装于冻存管中,并标记好细胞名称、代次、培养基种类及冻存日期等,然后在 4 ℃冰箱中放置 5 min、−20 ℃冰箱中放置 30 min、−80 ℃超低温冰箱中放置 12 h,最后置于液氮罐中。

5)细胞的计数

取 0.2 mL 预先混匀好的细胞,加到细胞计数板中,在显微镜下计数,数 4 个象限中的细胞数求和得 N,按照公式计算细胞浓度:$n = N \times 10000/4$。

3. 细胞增殖实验(MTT 法)

HCT-116 细胞在含 10% FBS,100 μg/mL 青霉素,100 μg/mL 链霉素的 RPMI-1640 培养基中于 37 ℃、5% CO_2 孵箱中孵育。用 RPMI-1640 培养基将处于对数生长期的细胞配制成 1.8×10^4/mL 的细胞混悬液,将混悬液按每孔 100 μL 加入 96 孔培养板中,在孵箱中孵育培养 24 h 后取出,弃上清液,每孔加 200 μL RPMI-1640 培养基后再培养 24 h 后取出,弃上清液。按照预设的药物分组,同时每个浓度设 3 个复孔,并设立不加药物的空白对照,继续培养 20 h,弃孔内液体,每孔加入 100 μL MTT(浓度为 0.5 mg/mL),培养 4 h,弃孔内液体,加入 100 μL DMSO。振荡 15 min 后用酶标仪测吸光度(A_{570}),按公式计算:细胞增殖抑制率 $= (A_{\text{对照组}} - A_{\text{实验组}})/A_{\text{对照组}} \times 100\%$。

4. 流式 Annexin V-FITC/PI 检测

通过前期预实验,筛选出浓度为 100 μmol/L 的顺铂溶液进行后续实验,将顺铂加入铺有 HCT-116 细胞的 6 孔板中,放入孵箱中孵育培养约 6 h。然后用冰冷的 PBS 清洗 2 遍,加入 2 μmol/L

DCFDA 并放入孵箱中孵育培养约 30 min。用冰冷的 PBS 清洗 2 遍,收集细胞后上机检测。用预先配制好的培养液将处于对数生长期的细胞稀释至 $8×10^5$/mL,接种于 6 孔板中并置于孵箱中孵育 24 h 后取出,弃培养液,加入预设浓度的顺铂孵育 20 h。用预冷 PBS 洗涤细胞 2 次,并将细胞重悬于结合缓冲液(binding buffer)中。加入 5 μL Annexin V-FITC 混匀,室温、避光反应 10 min,加入 5 μL PI 混匀,室温、避光反应 5 min。筛网过滤后,上机检测细胞凋亡率。

结果判断如下。

(1) Annexin V(＋)/PI(－):早期凋亡细胞。

(2) Annexin V(＋)/PI(＋):晚期凋亡细胞、坏死细胞。

(3) Annexin V(－)/PI(－):未凋亡细胞。

5. 细胞 ROS 检测

1)细胞准备

将 HCT-116 细胞在预先配好的 RPMI-1640 培养基中于 37 ℃、5% CO_2 孵箱中孵育。用预先配好的培养基将处于对数生长期的细胞以 $8×10^5$/mL 的浓度接种于 6 孔板并置于孵箱中孵育 24 h 后取出,弃培养液,加入预设浓度的顺铂孵育 20 h。

2)实验原理

ROS 检测是利用荧光探针 DCFH-DA 进行检测的方法。DCFH-DA 本身不会发生荧光,其能自由穿过细胞膜,进入细胞质,被细胞内的酯酶水解成 DCFH。DCFH 本身不能穿过细胞膜,探针被装载到细胞内后,ROS 可以氧化无荧光的 DCFH 生成有荧光的 DCF,所检测到的 DCF 的荧光可间接反映细胞内 ROS 的含量。

3)试剂组成及其配制方法

DCFH-DA 1 瓶,按预设浓度配成工作液,于 4 ℃保存。

工作液的配制:5 mg 加入 1 mL DMSO 中。

4）测定方法

在预先处理好的 HCT-116 细胞中，加入预冷 PBS 洗涤细胞 2 次，加入探针后孵育 30 min，洗净残余的未进入细胞内的探针，并将细胞重悬于缓冲液中，筛网过滤后，上机检测（使用 488 nm 激发波长、525 nm 发射波长），并置于倒置显微镜下观察荧光强弱。

（三）统计学处理

各组结果数据均以 $\bar{x} \pm s$ 表示，组间比较采用单因素方差分析（one-way ANOVA）。使用 SPSS 11.7 软件分析，$P < 0.05$ 表示差异有统计学意义。

三、结果

（一）MTT 检测结果

顺铂对 HCT-116 细胞的增殖抑制作用呈浓度依赖性，浓度越高，其抗肿瘤效果亦越好，见表 5-1-3。

表 5-1-3　不同浓度的顺铂、顺铂＋20 μmol/L NAC 作用后

HCT-116 细胞的增殖抑制率　　　　单位：%

组　　别	顺铂浓度/(μmol/L)				
	0	25	50	100	200
Ⅰ组（顺铂）	0	2.7	14.5△	40.0△	56.0*
Ⅱ组（顺铂＋20 μmol/L NAC）	0	4.5	31.0	60.0	66.7

注：* 表示相同浓度下Ⅰ组与Ⅱ组比较，$P < 0.05$；△ 表示相同浓度下Ⅰ组与Ⅱ组比较，$P < 0.01$。

（二）细胞凋亡率检测结果

单用顺铂及 NAC 和顺铂联合用药后 HCT-116 细胞凋亡率与顺铂浓度成正比，其中顺铂浓度为 50 μmol/L 及 100 μmol/L 时

NAC 和顺铂联合用药组的细胞凋亡率明显高于单用顺铂组（$P<0.01$），见表5-1-4。另外，当顺铂浓度为 25 μmol/L 时，单用顺铂组与 NAC 和顺铂联合用药组的 HCT-116 细胞凋亡率差异无统计学意义（$P>0.05$），见表 5-1-4。

表 5-1-4　不同浓度的顺铂、顺铂＋20 μmol/L NAC
作用后 HCT-116 细胞凋亡率　　　　　　　单位：％

组　　别	顺铂浓度/（μmol/L）				
	0	25	50	100	200
Ⅰ组（顺铂）	0	2.1	10.0△	36.8△	50.6*
Ⅱ组（顺铂＋20 μmol/L NAC）	0	3.7	29.7	57.3	62.6

注：* 表示相同浓度下Ⅰ组与Ⅱ组比较，$P<0.05$；△ 表示相同浓度下Ⅰ组与Ⅱ组比较，$P<0.01$。

（三）ROS 检测结果

实验组选择顺铂浓度为 100 μmol/L，其产生 ROS 的量明显高于未加顺铂的对照组，如图 5-1-1 所示，提示在顺铂作用下，结肠癌细胞所产生 ROS 的量显著增多。

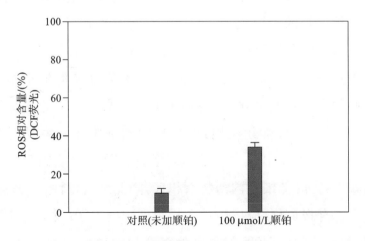

图 5-1-1　顺铂诱导 ROS 的产生

四、讨论

ROS 为含氧的化学物质,是一类氧的单电子还原产物,是电子在未能传递到末端氧化酶之前漏出呼吸链并消耗一部分氧而生成的。其包括氧的一电子还原产物超氧阴离子、二电子还原产物过氧化氢、三电子还原产物羟基自由基及一氧化氮等。在生物系统中,ROS 不断生成,通过酶催化反应和非酶催化反应来调控信号通路。近来有研究显示,膜受体信号通路及非膜受体信号通路可调控细胞凋亡/坏死,但细胞具体发生何种变化在很大程度上依赖 ROS 的作用。有研究发现,如果 ROS 含量增高,其可作为第二信使促进凋亡蛋白的表达水平增高,进而促使细胞发生凋亡。ROS 导致呼吸链损伤,引起线粒体功能受损,而受损的线粒体会进一步导致 ROS 异常产生,ROS 增多促使基因发生突变,并增加遗传不稳定性。在正常细胞中,如果 DNA 受到损伤,细胞会启动众多信号通路修复受损 DNA,以消除遗传错误。而在肿瘤细胞中,ROS 导致线粒体功能损害,破坏了 DNA 的修复能力,打破了 DNA 损伤与再修复之间的平衡,从而导致 DNA 发生多重突变。此外,ROS 数量的变化决定了细胞对同一种信号的不同反应,并发挥不同的生物学作用,决定细胞是否发生凋亡或者坏死,可为肿瘤的治疗提供新的思路。

顺铂是一种基因毒素类化疗药物,可有效地使肿瘤细胞生长停滞或促使肿瘤细胞发生凋亡,是临床上较为常用的治疗实体肿瘤的化疗药物。然而,在实际应用过程中,肿瘤细胞非常容易对其产生耐药性,而这是临床中非常棘手的问题。目前解决顺铂耐药性问题的机制如下:①降低细胞内药物蓄积;②降低药物毒性;③增强 DNA 修复能力。有报道称,应用顺铂会导致细胞内 ROS 发生异常内源性聚积,在肿瘤细胞中 ROS 的异常增多会导致肿瘤细胞增殖,导致基因发生突变和增加遗传不稳定性,调控化疗药物的敏感性。有研究发现,顺铂会导致 ROS 的产生并增加细胞毒性。顺铂进入细胞后可以快速灭活 GSH,从而导致细胞内源性 ROS 的聚积和氧化应激的发生。内源性 ROS 的聚积可以激活 MAPK 家族、STAT3 及 AKT 等下游信号通路蛋白质。其中 AKT 是一种丝氨酸/苏氨酸激酶,其在调控细胞生长因子、细胞外基质的分泌和外界应激影响细胞存活等方面发挥重要作用。AKT 直接磷酸化多种转录因子,通过转录因子抑制凋亡基因的表达,增强抗凋亡基因的表达,从而调控细胞的生长。综上所述,ROS 在顺铂调控 AKT 活性的过程中起关键作用,而实验中我们发现浓度为 $100~\mu mol/L$ 的顺铂作用于细胞时,细胞产生的 ROS 明显多于未加顺铂的对照组,这也反映出顺铂可能通过内源性 ROS 激活其他信号通路来调控细胞生长状态。

本研究通过检测顺铂作用于结肠癌细胞后的 ROS,以及顺铂联合 NAC 与单用顺铂对结肠癌细胞的增殖抑制率及凋亡率的影响,来验证 ROS 是否发挥调控细胞生长状态以及增强顺铂化疗敏感性的作用。本研究结果表明,应用顺铂后 ROS 在细胞内发生内源性聚积,ROS 抑制剂 NAC 与顺铂联用可以增强肿瘤细胞对顺铂的敏感性,增强顺铂杀伤肿瘤细胞的作用。

第二节　顺铂联合 NAC 调控 AKT 表达作用机制的研究

一、摘要

目的:AKT 在多种肿瘤细胞中处于过表达状态,其主要发挥抗凋亡作用。然而,在应用顺铂处理的结肠癌细胞中发现 AKT 处于过表达状态,顺铂通过何种途径激活 AKT 尚有待进一步研究。本研究在细胞水平观察顺铂对结肠癌细胞的作用,探讨顺铂对 AKT 表达的调控及联合应用 NAC 是否影响 AKT 的表达;应用 STAT3 siRNA 和 STAT3 质粒转染细胞检测 STAT3 对 AKT 表达的影响;以及应用染色质免疫共沉淀法检测 STAT3 在转录水平对 AKT 的影响。

方法:分别用不同浓度顺铂或不同浓度顺铂联合 NAC 干预结肠癌细胞;同时设置对照组。应用 STAT3 siRNA 和 STAT3 质粒转染结肠癌细胞。应用 RT-PCR 及蛋白质印迹法检测 AKT 表达水平的变化。应用染色质免疫共沉淀法检测 STAT3 在转录水平对 AKT 的影响。

结果:AKT 的表达水平与顺铂浓度在一定范围内呈正相关,顺铂与 NAC 联合用药可降低 STAT3、AKT 的表达水平。转染 STAT3 siRNA 以及 STAT3 质粒的结肠癌细胞中,AKT 的表达水平分别下降和增高。应用染色质免疫共沉淀法检测后发现,STAT3 与 AKT 启动子结合影响 AKT 转录水平的变化。

结论:顺铂激活 STAT3/AKT 信号通路参与耐药性的产生,而 STAT3 在蛋白质水平与转录水平调控 AKT 的表达,应用 NAC 可显著地提高肿瘤细胞对顺铂的敏感性。100 μmol/L 顺铂与 20 μmol/L NAC 合用可以达到较强的杀伤效果,且肿瘤细胞对顺铂产生耐药性的可能性最小。

二、材料与方法

（一）实验材料

1. 细胞株

HCT-116 细胞株购自中国科学院细胞库(上海)。

2. 主要试剂

主要试剂见表 5-2-1。

表 5-2-1 主要试剂

主 要 试 剂	厂　　家	产　　地
顺铂	Sigma 公司	美国
胎牛血清(FBS)	HyClone 公司	美国
RPMI-1640 培养基	Gibco 公司	美国
胰蛋白酶	HyClone 公司	美国
氨苄青霉素	Invitrogen 公司	美国
兔抗人 AKT、STAT3、p-STAT3、p-AKT 一抗	Santa Cruz 公司	美国
蛋白 Marker	Fermentas 公司	美国
ECL 发光剂	Pierce 公司	美国
细胞 RIPA 裂解液	碧云天生物技术研究所	中国
PMSF 粉剂	碧云天生物技术研究所	中国
染色质免疫沉淀试剂盒	Millipore 公司	美国

3. 主要仪器设备

主要仪器设备见表 5-2-2。

表 5-2-2 主要仪器设备

仪 器 设 备	厂　　家	产　　地
超净工作台	苏州净化设备有限公司	中国
CO_2 细胞培养箱	Thermo Forma 公司	美国
台式低温离心机	Hitachi 公司	日本
微量精密移液器	Eppendorf 公司	德国

续表

仪 器 设 备	厂　　家	产　　地
微量振荡器	常州国华 电器有限公司	中国
pH 计	Mettler Toledo 公司	瑞士
等电聚焦电泳仪	Bio-Rad 公司	美国
转印电泳仪	Bio-Rad 公司	美国
酶标仪	Thermo Forma 公司	美国
倒置荧光显微镜	Olympus 公司	日本
电子分析天平	上海精密仪器 仪表有限公司	中国
普通冰箱	海尔集团	中国
超低温冰箱	Thermo Forma 公司	美国
脱色摇床	江苏正基 仪器有限公司	中国
ZP-200 恒温振荡器	常州国华 电器有限公司	中国
手提压力式蒸汽灭菌器	上海华线医用核子 仪器有限公司	中国
电热恒温干燥箱	天津市泰斯特 仪器有限公司	中国
自动三重纯水蒸馏器	上海亚荣生化仪器厂	中国

4. 主要耗材

细胞培养瓶、离心管、冻存管、12 孔板、6 孔板均购自美国 Corning 公司。

（二）实验方法

1. 主要溶液的配制

1）细胞培养相关溶液

（1）细胞培养液：100 mL RPMI-1640 培养基加入 10 mL 胎牛血清。

（2）磷酸盐缓冲液（PBS）：NaCl 8.0 g、KCl 0.2 g、KH_2PO_4 0.24 g 及 Na_2HPO_4 1.44 g，溶于 800 mL 双蒸水中，调整 pH 值为 7.4，然后定容至 1000 mL，分装，高压灭菌。

2）蛋白质印迹法相关溶液

（1）苯甲基磺酰氟（PMSF）溶液：称取 PMSF 0.01 g，溶于 1 mL 异丙醇中，置于 −20 ℃ 保存。

（2）5×蛋白上样缓冲液：预先取 1.5 mol/L（pH 6.8）三羟甲基氨基甲烷盐酸盐（Tris-HCl）2.5 mL、溴酚蓝 0.025 g、二硫苏糖醇（DTT）0.39 g、甘油 2.5 mL、十二烷基硫酸钠（SDS）0.5 g。将 Tris-HCl 加入溴酚蓝中，过滤后，再依次加入甘油、SDS 和 DTT，并定容至 5 mL。

（3）5×电泳缓冲液：称取三羟甲基氨基甲烷（Tris）7.55 g、SDS 2.5 g、甘氨酸（Gly）47 g，并溶于 450 mL 双蒸水中，调整 pH 值为 8.3，定容至 500 mL，置于常温保存。

（4）25×电转缓冲液：称取 Gly 90 g、Tris 18.2 g，并溶于 450 mL 双蒸水中，调整 pH 值为 8.3，定容至 500 mL，置于常温保存。

（5）1×电转缓冲液：取甲醇 100 mL、25×电转缓冲液 20 mL，溶于 380 mL 双蒸水中,定容至 500 mL,置于常温保存。

(6) 10%或 5%封闭液:称取吐温-20 100 μL(或 50 μL)、脱脂奶粉 1 g(或 0.5 g),溶于 10 mL Tris 缓冲盐溶液(TBS)中,置于 −20 ℃保存。

(7) 30%聚丙烯酸(PAA)溶液:称取双丙烯酰胺(Bis)1 g、丙烯酰胺(Arc)29 g,溶于 60 mL 双蒸水中,定容至 100 mL,置于棕色瓶中避光常温保存。

(8) 10%过硫酸铵(AP)溶液:称取 AP 0.1 g、溶于 1 mL 双蒸水中,避光于 4 ℃保存。

(9) 10×TBS:称取 NaCl 40.9 g、Tris-Base 12.1 g,溶于 450 mL 双蒸水中,调整 pH 值为 7.6,定容至 500 mL,常温保存。

(10) TBST(Tris buffered saline tween):量取吐温-20 0.15 mL、10×TBS 15 mL,溶于双蒸水中,定容至 150 mL,常温保存。

(11) 10% SDS 溶液:称取 SDS 5 g,溶于 45 mL 双蒸水中,调整 pH 值为 7.2,定容至 50 mL,常温保存。

(12) 1.5 mol/L Tris 溶液:称取 Tris 9.08 g,溶于 40 mL 双蒸水中,调整 pH 值为 8.8,定容至 50 mL,常温保存。

(13) 7 mol/L NaOH 溶液:称取 NaOH 28 g,溶于 100 mL 双蒸水中。

(14) 1 mol/L Tris-HCl:称取 Tris 6.055 g,溶于 40 mL 双蒸水中,调整 pH 值为 6.8,定容至 50 mL,常温保存。

(15)脱色液:量取乙酸 10 mL、甲醇 30 mL,溶于 60 mL 双蒸水中。

(16) 10×丽春红染液:称取三氯乙酸 30 g、丽春红 2 g、磺基水杨酸 30 g,溶于 80 mL 双蒸水中,定容至 100 mL。

(17) 考马斯亮蓝(G250)溶液:取 95%乙醇 50 mL、G250 100

mg、磷酸 100 mL,配制时先用 95％乙醇溶解 G250,再加入磷酸和双蒸水共 950 mL,混匀后,定容至 1000 mL,过滤后 4 ℃保存。

2. STAT3 siRNA 与 STAT3 质粒转染细胞

将 STAT3 siRNA 与 STAT3 质粒分别溶于 100 μL 无血清的 RPMI-1640 培养基中,混合均匀。将适量 Lipofectamine 2000 溶于 100 μL 无血清的 RPMI-1640 培养基中。在室温下静置 5 min 后,将上述两种混合物分别与 Lipofectamine 2000 混合,轻轻混匀,在室温下孵育 15 min。在加有细胞的 6 孔板中每孔加入 200 μL 复合物以及适量培养基,十字法混合均匀,4～6 min 后更换普通培养基,在孵箱中培养 18～36 h,测量转染效率。

3. RT-PCR 检测 AKT 表达

1) RNA 提取

(1) 在预先处理好的 HCT-116 细胞中,加入 1 mL TRIzol 试剂,置于匀浆器中匀浆。

(2) 加入 200 μL 氯仿,轻轻颠倒数次混匀,室温下放置 5 min。

(3) 12000 r/min、4 ℃离心 15 min。

(4) 转上层水相至一支新的 1.5 mL 离心管中,加入 400 μL 异丙醇,混合均匀,室温下静置 10 min。

(5) 12000 r/min、4 ℃离心 10 min。

(6) 弃上清液,将沉淀用预冷的 70％乙醇洗 3 次,置于空气中干燥 5～10 min,溶于 20 μL DEPC 溶液中。

(7) 用分光光度计测定 RNA 浓度。

2) RT-PCR

(1) 逆转录形成 cDNA:各样品取相同量的 RNA 做逆转录。
RNA 反应体系见表 5-2-3。

表 5-2-3　RNA 反应体系

试　　剂	质量或体积
RNA	3.78 μg
Oligo(dT)15(10 μmol/L)	2 μL
dNTP(2.5 mmol/L)	2 μL
双蒸水(无 RNA 酶)	14.5 μL

反应条件为 70 ℃ 5 min,短暂离心后放置于冰上。然后按表 5-2-4所示加入各反应液,反应条件为 42 ℃ 60 min、95 ℃ 5 min,合成 cDNA。

表 5-2-4　逆转录反应体系

试　　剂	体积/μL
RNA 反应体系	14.5
5×RT 缓冲液	4
HRP(RRI)/RNA 酶抑制剂	0.5
M-MLV	1
双蒸水(无 RNA 酶)	20

(2) RT-PCR。

RT-PCR 引物设计如下所示。

Actin　284 bp

β-actin F:5′-AGCGAGCATCCCCCAAAGTT-3′

β-actin R:5′-GGGCACGAAGGCTCATCATT-3′

Homo-AKT　113 bp

Homo-AKT F:5′-GCACCTTCCATGTGGAGACT-3′

Homo-AKT R:5′-CCCAGCAGCTTCAGGTACTC-3′

RT-PCR 反应体系见表 5-2-5。

表 5-2-5　RT-PCR 反应体系

试　　剂	体积/μL
β-actin F(10 μmol/L)	0.5
β-actin R(10 μmol/L)	0.5
dNTP(2.5 mmol/L)	2
Ex Taq	0.25
10$\times$*Ex Taq* 缓冲液	2.5
cDNA	1
双蒸水	至总体积 25

注:行 AKT 的 RT-PCR 时第一、二行分别更换为 Homo-AKT F、Homo-AKT R 即可。

反应条件为 94 ℃ 4 min;94 ℃ 30 s、56 ℃ 30 s、72 ℃ 25 s,30 个循环;72 ℃ 4 min,4 ℃ 4 min。

4. 蛋白质印迹法检测蛋白质表达量

1) 细胞蛋白的提取

用预先设计好的不同浓度顺铂孵育结肠癌细胞 0、3 h、6 h、12 h 及 24 h 后,用 PBS 轻洗细胞 2 次,用 1 mL 胰蛋白酶消化细胞,并吹散细胞后转入 1.5 mL 离心管中,1000 r/min 离心 5 min,弃上清液,收集细胞沉淀,然后加入 100 μL 裂解液、1.742 μL PMSF 蛋白酶抑制剂重悬细胞,用移液器吹打细胞至混匀,使裂解液与细胞充分接触。置于冰上裂解约 45 min,后 12000 r/min、4 ℃离心 30 min,吸取上清液,将样品分装至预冷的离心管中,−80 ℃保存。

2) 细胞蛋白浓度测定

采用 BCA 蛋白浓度测定试剂盒来检测蛋白的浓度。首先取 1.2 mL蛋白标准配制液加入蛋白标准 BSA 中,预先充分溶解后配制成 25 mg/mL 的蛋白标准溶液。取适量 25 mg/mL 蛋白标准溶液,用 0.9% NaCl 溶液或 PBS 稀释至终浓度为 0.5 mg/mL。然后根据样品数量,将 BCA 试剂盒中的 A 与 B 按体积比 50∶1 均匀混合,并配制适量 BCA 工作液。将标准品按照 0、1 μL、2 μL、4 μL、8 μL、12 μL、16 μL 及 20 μL 的顺序分别加到 96 孔板的标准品孔中,加标准品稀释液补足到 20 μL。各孔中加入 200 μL BCA 工作液,37 ℃放置 20～30 min。在波长 540～595 nm 处测定吸光度,并根据标准曲线计算样品的蛋白浓度。

3）电泳

（1）配制 SDS-PAGE 凝胶:预先将玻璃板洗净并干燥后安装入 BioRad 垂直电泳槽,配制 10% 分离胶溶液（表 5-2-6）,均匀混合后将其灌注于玻璃板间隙中,加入 1 mL 无水乙醇封胶,常温放置 30～60 min,待分离胶聚合完全,吸去覆盖层的无水乙醇,吸尽封胶液。配制 3% 积层胶溶液（表 5-2-7）,将混匀好的积层胶灌注于分离胶之上,将预先洗净的梳孔直径为 1.5 mm 的 BioRad 梳子插入其中。待积层胶完全凝固后,小心拔出梳子,后用无水乙醇冲洗并整理梳孔,并在电泳槽内加入 1000 mL 1×Tris-甘氨酸电泳缓冲液。

表 5-2-6　10% 分离胶配方

组 成 成 分	体积/mL
双蒸水	1.9
30% PAA	1.7
1.5 mol/L Tris	1.3
10% SDS	0.05
10% AP	0.05
TEMED	0.002

表 5-2-7　3%积层胶配方

组 成 成 分	体积/mL
双蒸水	2.1
30% PAA	0.5
1 mol/L Tris	0.38
10% SDS	0.03
10% AP	0.03
TEMED	0.003

（2）蛋白样品的制备与电泳：将预先处理好的蛋白上清液按4：1的比例与5×蛋白上样缓冲液混匀，100 ℃水浴 5 min。根据蛋白浓度，每孔按照上样 45 μg 蛋白，计算出需要上样的蛋白溶液体积。上样时加 2 μL 蛋白预染 Marker 作为标准参照。

接通电泳仪，以室温、100 V 恒压电泳，直至溴酚蓝到达分离胶底部，停止电泳。

（3）转膜：电泳完毕后取出凝胶，依据蛋白 Marker 来判断目的蛋白的位置，并依此切取所需部分凝胶，标记好凝胶方向。后剪与凝胶大小相同的 1 张 NC 膜和 3 张滤纸，然后将膜、滤纸和凝胶置于转膜缓冲液中平衡约 15 min。同时将两块海绵垫板置于转移缓冲液中浸泡 15 min，并轻轻用玻璃棒挤压以排尽垫板中的气泡。然后按照滤纸、凝胶、NC 膜、滤纸的顺序逐层叠放对齐，每层放置时用玻璃棒赶尽气泡，后加盖槽芯的正极板。在电转槽内加入 1000 mL 1×电转缓冲液，冰浴中恒流 220 mA 并根据蛋白质分子量不同设置不同时间，取出 NC 膜。

（4）蛋白抗体结合：转膜结束后取出 NC 膜，首先观察预染Marker 的电转效果进而判断样品的电转效果。将 NC 膜置于 1×

TBST 中漂洗 3 次,每次约 10 min。后用配制好的封闭液缓慢摇动,室温封闭 2 h。用 1×TBST 将膜漂洗 3 次,每次 10 min;加入 1∶1000 稀释的兔抗人单克隆抗体(一抗)AKT、STAT3、p-STAT3、p-AKT 于封闭液中,在摇床上摇动孵育过夜。孵育结束后,用 1×TBST 漂洗 NC 膜 3 次,每次 10 min,再加入用适量 5% 封闭液 1∶1000 稀释的二抗,室温下轻摇 1 h,后用 1×TBST 漂洗 NC 膜 3 次,每次 10 min。

(5) 显影与曝光:取出预先洗涤好的 NC 膜,用滤纸小心吸干,置于 ECL 发光剂中显色,使膜蛋白面朝下与混合液充分接触,将其密封于两层保鲜膜之间,将杂交膜转印有目标蛋白的一面朝上,置于 X 线片压片夹中。开始曝光时,根据信号的强弱适当调整曝光时间,一般为 30 s～30 min。曝光完成后,在暗室中打开 X 线片压片夹,取出 X 线片并迅速浸入事先配制好的显影液中显影,待出现条带后,即刻终止显影,并将 X 线片浸入定影液中,直到胶片透明为止。上述实验步骤重复 3 次。

5. 染色质免疫共沉淀法检测 STAT3 调控 AKT 启动子

1) 染色质免疫共沉淀法(chromatin immunoprecipitation,CHIP)的原理

CHIP 是研究体内 DNA 与蛋白质相互作用的重要工具。其可以较灵敏地检测目标蛋白与特异 DNA 片段结合的情况,可以用来研究组蛋白与基因表达之间的相互关系。核小体组蛋白可以发生多种翻译后的共价修饰,如乙酰化、甲基化、磷酸化、泛素化等,这些共价修饰与真核基因的表达之间关系密切。因此,CHIP 也为研究组蛋白修饰在基因表达中的作用、全面阐明真核基因的表达调控机制提供了强有力的研究工具。真核生物细胞状态是由内源性和外源性刺激因素共同影响的,而所有信号转导途径的终点均是 DNA。DNA 通过核蛋白复合物组成染色质,对于染色质来说其是基因调控

的非常重要的位点。随着越来越多组蛋白核心结构区域和羧基端
修饰的确定,组蛋白密码在控制和调节基因功能过程中的作用也越
来越明确。参与修饰的酶根据其作用的不同而分类,如组氨酸乙酰
转移酶(HATs)可以将乙酰基团转移到组蛋白上;组蛋白去乙酰酶
(HDACs)可以去除氨基酸上的乙酰基团;组蛋白甲基转移酶
(HMTs)可以将甲基基团转移到组蛋白上。相对而言,组蛋白的甲
基化修饰是最稳定的表观遗传。另外,还有其他不稳定的修饰方
式,如磷酸化、腺苷酸化、泛素化、ADP 核糖基化等。这些修饰方式
更为灵活地影响染色质的结构与功能,通过多种修饰方式的组合发
挥调控功能。

该方法主要应用于转录调控分析、药物开发研究、有丝分裂研
究、DNA 损失与凋亡分析。

2) 试剂盒组分

(1) 单链 DNA/蛋白 A 琼脂糖。

(2) 单链 DNA/蛋白 G 琼脂糖。

(3) 染色质免疫沉淀稀释缓冲液。

(4) 低盐洗涤缓冲液。

(5) 高盐洗涤缓冲液。

(6) 氯化锂洗涤缓冲液。

(7) TE 缓冲液。

(8) 0.5 mol/L EDTA 溶液。

(9) 5 mol/L 氯化钠溶液。

(10) 1 mol/L Tris-HCl,pH 值为 6.5。

(11) SDS 裂解缓冲液。

3) 步骤

(1) 细胞裂解,交联及断裂 DNA:在预先处理好的细胞中加入
甲醛(将 500 μL 甲醛加入 10 mL 培养瓶中,轻摇至混匀,室温下静

置 15 min),取一支新的离心管,加入 10×Glyline 终止反应。振荡摇晃,静置 10 min。加入 1×PBS、蛋白酶抑制剂混合液(protease inhibitor cocktail),用细胞刮刮下细胞,离心后,静置 5 min。离心去上清液,加入 SDS 裂解缓冲液、蛋白酶抑制剂混合液,将混匀后的液体放置 5 min,匀浆机上裂解染色质。

(2)染色质免疫沉淀反应。

取上清液约 50 μL,转移 5 μL 至另一新的预先准备好的离心管中作为输入对照。在剩下的 45 μL 上清液中加入 450 μL 的 1×CHIP稀释缓冲液,混匀。在 3 个样品管中加入适量一抗,阳性对照是加入 10 μL 抗 RNA 多聚酶二抗,阴性对照是加入 2 μL 正常兔 IgG。置于摇床 4 ℃孵育过夜,加入蛋白 G 琼脂糖振荡摇晃,瞬时离心,吸取上清液到一新的离心管,分别滴加抗体,4 ℃旋转过夜,每个反应管中加入 20 μL 琼脂糖树脂,混合均匀,置于摇床上,在 4 ℃条件下孵育约 1 h。孵育后,将整个反应体系转入 2 mL 的含有离心柱的收集管中。3000g 离心 30 s,弃去收集管中的液体,将离心柱重新放入收集管中,依次用 500 μL 的(1～3)×CHIP 洗涤缓冲液洗离心柱,置于摇床上,在 4 ℃条件下孵育 10 min,3000g 离心 30 s,弃去收集管中的液体,加入蛋白激酶 K,解除交联后,往离心柱中加入 150 μL 1×CHIP 洗脱缓冲液,并对树脂进行洗涤。放置于 65 ℃孵育 30 min,同时,在操作过程中溶解输入对照样品。取出另外一支新的1.5 mL 离心管,加入 5 mol/L 的 NaCl 溶液 6 μL、20 mg/mL 蛋白激酶 K 2 μL,65 ℃孵育后,将离心柱从热板上取出,放在加有 6 μL 5 mol/L 的 NaCl 溶液和 2 μL 20 mg/mL 的蛋白激酶 K 的 1.5 mL 离心管中,6000g 离心 1 min。离心结束后,弃掉离心柱,盖好离心管后,漩涡振荡,置于预先设置好的水浴箱中孵育 2 h,得到的 DNA 进行 PCR 检测。

(3)DNA 纯化与回收:孵育结束后,继续往每个反应管与输入对照管中加入 750 μL DNA 结合缓冲液,混合均匀。先吸取 500 μL 混合液加入 2 mL DNA 纯化柱内,室温下放置 1 min,12000 r/min 离心 1 min,弃去收集管内的液体,将剩余的样品加入对应的离心柱内,离心,弃去收集液。往离心柱内加入 750 μL DNA 柱洗涤缓冲液,室温下放置 1 min,10000 r/min 离心 1 min,弃去收集管中液体,再次离心 2 min,弃去离心柱内残留液体。将 DNA 纯化柱置于新的 1.5 mL 离心管中,加入 50 μL 的 DNA 柱洗脱液至管内柱面上,放置 1 min,10000 r/min 离心 1 min。取纯化好的 DNA 采用 RT-PCR 进行检验。

(4) PCR:AKT 引物序列 F 5′-CTTCGTGAACATTAACGA-CAGGGCC-3′,R 5′-AATGGCCACCCTGACTAAGGAGTGG-3′。

Actin 引物序列 F 5′-GATCCATGGGTAGGAACAACACCATGG -3′,R 5′-TTCCAGCCTCCCTAACCTAACCTGATGC-3。

(三)统计学处理

用 SPSS 11.7 软件进行统计学分析,多个样本之间的比较采用单因素方差分析,两组间比较采用 t 检验。$P < 0.05$ 表示差异有统计学意义。

三、结果

(一)顺铂增强 AKT 的转录与蛋白表达水平

实验结果显示,在转录水平与蛋白表达水平,AKT 的表达与顺铂浓度成正比,如图 5-2-1(a)、图 5-2-1(b)所示。值得注意的是,当顺铂浓度固定时,AKT 的表达水平与时间的长短不成正比例,如图 5-2-1(c)、图 5-2-1(d)所示。当顺铂作用 6 h 时 AKT 的表达最强。

(二)顺铂与 NAC 联合应用对 STAT3 及 AKT 表达水平的影响

如图 5-2-2 所示,单独应用顺铂时,STAT3 的表达水平升高,而

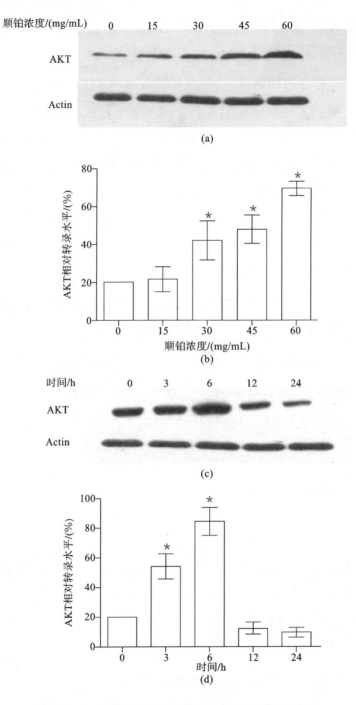

图 5-2-1　在转录水平及蛋白表达水平检测顺铂
对结肠癌细胞中 AKT 表达的影响

联合应用 NAC 后 STAT3 的表达水平下降。另外，分别转染 STAT3 siRNA 和 STAT3 质粒的 HCT-116 细胞，其 AKT 的表达水平分别下降和增高，见图 5-2-3。

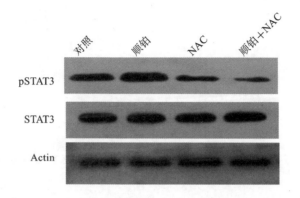

图 5-2-2　顺铂与 NAC 联合应用降低 STAT3 的表达水平

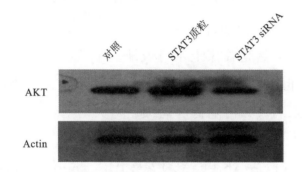

图 5-2-3　STAT3 siRNA、STAT3 质粒转染对 HCT-116 细胞 AKT 表达的影响

（三）顺铂与 NAC 联合应用对 STAT3 表达水平及 STAT3 对 AKT 启动子的影响

如图 5-2-4 所示，顺铂与 NAC 联合应用可降低 AKT 的活性，而 STAT3 可以与 AKT 启动子相结合，从而改变 AKT 的转录水平。另外，顺铂与 NAC 联合应用后，在转录水平与蛋白表达水平都可以抑制 AKT 的表达。

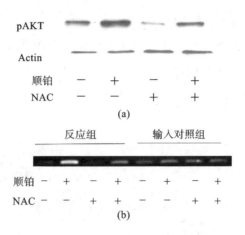

图 5-2-4　顺铂与 NAC 联合应用降低 pAKT 表达水平
及 STAT3 与 AKT 启动子的结合能力

四、讨论

当前,尽管各种新的治疗肿瘤的药物不断面世,但基因毒素类化学药物治疗依然是临床上不可或缺的手段。顺铂对肿瘤有明显的治疗效果,但因肿瘤细胞较易对其产生耐药性而在临床应用中受到了一定的限制。如何降低肿瘤细胞对其耐药性的产生成为近来研究的一个热点。

AKT 家族包括 AKT1、AKT2 及 AKT3,它们在氨基酸结构序列上具有很高的同源性。AKT1 和 AKT2 在生物体内分布广泛,而 AKT3 只在特定的组织内分布。AKT 均含有 PH 结构域、激酶催化结构域和调控结构域。细胞外刺激如生长因子、细胞因子和应激反应均可以激活 AKT;细胞内酪氨酸激酶受体的改变等也可以激活 AKT,进而调节细胞生长、分化及代谢。AKT 的活化依赖 PH 结构域的完整性,与 PH 结构域相邻的是激酶催化结构域,该结构域中含有一个苏氨酸残基,其磷酸化是激活 AKT 的关键步骤。AKT 信号通路同时参与调控肿瘤的发生和发展。AKT 主要发挥抑制肿瘤细胞凋亡的作用,在胰腺癌细胞中 AKT 通常处于活化状态,其通过磷酸化下游的信号通路分子,来调控肿瘤细胞的生长。化学药物治疗的核心是促使肿瘤细胞发生凋亡,而 AKT 在肿瘤细胞中持续活化并抑制 P53 和 PTEN 等抑癌基因的表达,因此推断,AKT 可能参与肿瘤细胞耐药性的产生。目前,众多研究集中在阐述 AKT 如何在转录水平发挥调控作用,但具体的分子生物学机制仍有待进一步研究。

　　AKT 可磷酸化多种转录因子,通过调控这些转录因子来抑制凋亡基因的表达及增强抗凋亡基因的表达,从而起到抑制细胞凋亡的作用。有研究发现,PI3K/AKT 信号转导途径中存在一种糖皮质激素调节激酶 FKHRL1,该酶是 Forkhead 转录因子家族中的重要成员,可调控细胞的生长、分化、代谢和凋亡。研究证实 FKHRL1 参与细胞增殖及周期调控等。PI3K/AKT 信号转导途径通过磷酸化 FKHR 使其重新转移至细胞质中,进而抑制其在细胞核内的转录功能。AKT 除了抑制转录因子 Forkhead 家族的活性外,亦可参与调控转录因子 Bcl-2 的活性。在某些细胞中,AKT 可上调抑制凋亡基因 Bcl-2 的表达,在转录因子 CREB 的协同下,生长因子 IGF1 与 Bcl-2 的启动子发生结合从而导致后者发生转录。CREB 为 AKT 直接作用的底物,发生磷酸化后直接与辅助蛋白发生结合,该过程中启动子区域必须包含 cAMP 反应要素。另外,AKT 可促使转录因子 NF-κB 的表达水平增高。NF-κB 参与调节许多生长因子与细胞因子的功能,引起细胞增殖、分化、凋亡及代谢等,其通过诱导 AP1 等生存基因的表达来促进细胞的生长,这在肿瘤的发生过程中发挥关键作用。在无外源性刺激等情况下,NF-κB 在细胞质中与其抑制因子 IKKβ 发生结合,尽管其本身没有生物活性,但 AKT 可通过磷酸化 IKKα 及 IKKβ,导致 IKKβ 发生降解并与 NF-κB 分离,释放 IKKβ 后的 NF-κB 转移至细胞核中并促使靶向基因的表达,在这个过程中 AKT 发挥了重要的作用。在肿瘤细胞中由于其微环境彻底发生变化,肿瘤细胞可以耐受低氧环境,这种耐受性对肿瘤细胞的增殖及转移具有十分重要的作用。众多研究发现,AKT 在辅助肿瘤细胞适应低氧环境中发挥了至关重要的作用。

STATs 是一类由细胞因子、生长因子等多肽类配体激活的转录因子。STAT 家族成员在诸多的肿瘤细胞及组织中存在持续活化,其中以 STAT3 尤为活跃。STAT3 主要包括 6 个结构域:①Src 2 型同源物(SH2)结构域,可促使 STAT3 与激活后的受体形成复合物,发挥调控靶向基因的作用;②SH3 结构域;③酪氨酸磷酸化位点;④DNA结合结构域;⑤丝氨酸磷酸化位点;⑥保守的氨基酸序列。

通过实验我们发现,加用顺铂后,AKT 的转录水平与蛋白表达水平均增高,与顺铂浓度成正比,提示 AKT 的表达水平与耐药性形成之间存在一定的联系。但是 AKT 的表达水平与顺铂的作用时间没有明显的关系。顺铂作用于结肠癌细胞 6 h 时,AKT 的表达水平最高,但是具体的分子生物学机制还有待进一步研究。通过实验我们还发现,STAT3 可以调控 AKT 的表达,应用 STAT3 siRNA 可较明显地抑制 AKT 的表达,而 STAT3 质粒可以增强 AKT 的表达,这从侧面说明 STAT3 可以调控 AKT 上游信号通路的信号分子。另外,通过 STAT3 转录因子与 AKT 启动子的结合,我们发现 AKT 启动子的序列中存在与 STAT3 结合的位点,这说明 STAT3 可以在转录水平参与调控 AKT 的表达。

顺铂联合 ROS 抑制剂 NAS 可以降低 AKT 的表达水平,表明 ROS 可能作为第二信使激活下游的信号通路,进而增强 AKT 的表达。本研究证实化疗药物在诱导结肠癌细胞凋亡的同时,也可以产生 ROS,进而诱导 STAT3/AKT 的活性增高,而抑制 ROS 可以提高化疗药物的治疗效果。但是值得注意的是,AKT 在调控机体生长发育、防御等方面也起着非常重要的作用,因此如过度抑制其活性则会导致机体出现免疫功能下降等表现;另外,在实验中我们发现顺铂诱导 AKT 表达的水平与时间不成正比关系,在一定范围内,AKT 的表达水平与顺铂浓度成正比,因此可能存在其他信号通路来调控 AKT 的表达,具体机制还有待进一步探讨。

第三节　顺铂与 NAC 联合应用对结肠癌细胞体内成瘤作用的研究

一、摘要

目的:研究顺铂与 NAC 联合应用对人结肠癌细胞 HCT-116 细胞形成的移植瘤中 AKT 表达的影响。

方法:将 BALB/c 裸鼠随机分为 3 组,分别皮下注射 HCT-116 细胞,培养 30 天后,处死裸鼠,取出皮下肿瘤,分别计算注射顺铂及顺铂联合 NAC 后各组移植瘤的大小,采用免疫组化染色检测 AKT 在各组移植瘤组织内的表达情况。

结果:三组裸鼠均致瘤成功。顺铂＋NAC 组移植瘤平均大小明显低于顺铂组及空白对照组,差异有统计学意义($P < 0.05$)。免疫组化染色结果显示,AKT 在顺铂组移植瘤组织内的表达水平明显高于在顺铂＋NAC 组移植瘤组织内的表达水平。

结论:顺铂＋NAC 下调 AKT 的表达水平,提示 NAC 可能参与调控 AKT 的表达,应用 NAC 可较显著地提高肿瘤细胞对顺铂的敏感性。

二、材料和方法

(一) 实验材料

从武汉大学动物实验中心购出 4～6 周龄雄性的 BALB/c 裸鼠，平均体重 15～20 g，在第一临床学院动物实验中心 SPF 级环境中进行饲养。动物实验中所用器械如医用手术刀、眼科剪、眼科镊以及眼科缝线等均由第一临床学院动物实验中心提供。其他主要材料及设备见表 5-3-1。

表 5-3-1　主要材料及设备

材料及设备	厂　家	产　地
DMEM 培养基	Gibco 公司	美国
青链霉素(P-S)	Gibco 公司	美国
胎牛血清	Gibco 公司	美国
0.25％胰蛋白酶(含 EDTA)	杭州四季青生物工程材料有限公司	中国
二甲基亚砜(DMSO)	Sigma 公司	美国
6 孔板	Costar 公司	美国
枪头(10 μL、100 μL、1000 μL)	Costar 公司	美国
离心管	Costar 公司	美国

续表

材料及设备	厂　家	产　地
1 mL 注射器	碧迪医疗器械(上海)有限公司	中国
免疫组化染色试剂盒(SP-9000)	北京中杉金桥生物技术有限公司	中国
多聚甲醛	武汉博士德生物工程有限公司	中国
中性树胶封片剂	武汉博士德生物工程有限公司	中国
石蜡切片机	SLEE 公司	德国
恒温蜡箱	北京医学仪器厂	中国
载玻片、盖玻片	杭州欧尔柏维科技有限公司	中国
超低温保存箱	SanYo 公司	日本
电热恒温水浴箱	北京医疗设备厂有限责任公司	中国
CO_2 培养箱(1815TC)	Thermo Forma 公司	美国
超净工作台	苏州净化仪器设备有限公司	中国

续表

材料及设备	厂　家	产　地
低温离心机	北京医学仪器厂	中国
低温冰箱	北京医学仪器厂	中国
普通冰箱	海尔集团	中国
脱色摇床	北京医学仪器厂	中国
恒温振荡器	常州国华电器有限公司	中国
自动三重纯水蒸馏器	上海精密仪器仪表有限公司	中国
手提压力式蒸汽灭菌器	上海博迅实业有限公司	中国
普通光学显微镜	Nikon 公司	日本
电子天平	北京医学仪器厂	中国
pH 计	Mettler Toledo 公司	瑞士
微量加样器	Eppendorf 公司	德国

续表

材料及设备	厂　　　家	产　　　地
磁力搅拌棒	武汉金宝华 科技有限公司	中国
振荡器(ZP-200)	北京 医学仪器厂	中国

（二）动物饲养

取上述准备好的 BALB/c 裸鼠，设置饲养条件：恒温（24～26℃）、恒湿（60％～85％）、无特定病原体。提供经消毒处理的笼具、垫料、饮水和饲料，进行无菌操作。饲养 3～5 天后，待裸鼠生长情况良好，接种肿瘤细胞。

1. 人结肠癌细胞 HCT-116 细胞的培养

1）细胞复苏

将配制好的 RPMI-1640 培养基预先放入超净工作台中。从液氮罐中取出之前处理好的细胞冻存管，迅速置于预先设置为 37 ℃ 的温水中迅速摇动，进行快速解冻后，1000 r/min 离心 5 min。加入含有 10％胎牛血清的 DMEM 培养基重悬细胞，并将其接种至培养瓶中，放入 37 ℃、含 5％ CO_2 的培养箱中培养。在显微镜下观察细胞的贴壁情况，3～5 天更换新鲜的培养基，并置于培养箱中继续培养。

2）细胞传代

从培养箱中取出细胞，先用酒精灯外焰灼烧培养瓶瓶盖及瓶口。弃去培养液，加入 PBS 清洗 2 次，每次 6 mL。加入 0.25％胰蛋白酶 1 mL 进行细胞消化，置于显微镜下观察，待大部分细胞变圆变亮后，加入含 10％胎牛血清的 RPMI-1640 培养基终止消化。吹打细胞悬液,并将液体转入离心管中。1000 r/min 离心 5 min,弃上清液,加入新鲜培养基吹打重悬细胞,取适量分别装入新的培养瓶中,放入 37 ℃、含 5% CO_2 的培养箱中培养。每 3～5 天可传代 1 次。实验中取处于对数生长期的细胞进行实验。

2. 裸鼠皮下种植模型的建立

将处于对数生长期的人结肠癌细胞 HCT-116 细胞,用 0.25% 的胰蛋白酶消化后,1000 r/min 离心 5 min,用 PBS 吹打细胞使之重悬,并再次离心,从而达到清洗细胞悬液中血清的目的,之后加入 PBS 调整细胞浓度,并用细胞计数板进行计数,至细胞浓度为 1×10^7/mL,每个离心管分别取 200 μL 的细胞悬液。

将准备好的裸鼠随机分为 3 组,每组 3 只。首先将动物专用实验工作台用酒精棉球擦拭消毒,以 75% 乙醇消毒裸鼠右下背部皮肤,并用 1 mL 注射器注入细胞悬液,在右下背部皮下接种结肠癌细胞($(2～5) \times 10^6$),缓慢推注建立皮下移植瘤模型。定期观察裸鼠生长情况和瘤体,记录其出现的时间及体积。成瘤后每 7 天用游标卡尺测量肿瘤大小,按照公式计算肿瘤体积(V)(mm^3)= π/6 × 长径(mm)× 宽径^2(mm^2),根据计算的肿瘤大小绘制肿瘤生长曲线。接种后 30 天采用脱颈法处死裸鼠,记录肿瘤体积及形态。将移植瘤分为两部分,一部分新鲜肿瘤组织放入 −70 ℃ 低温冰箱中备用,另外一部分用 4% 多聚甲醛固定以备行免疫组化。

3. 免疫组化法检测 AKT 基因的表达

免疫组化又称免疫细胞化学,是指带显色剂标记的特异性抗体在组织细胞原位通过特定的抗原-抗体反应和组织化学的呈色反应,对相应抗原进行定性、定位测定的一种常用技术。它将免疫反应的特异性、组织化学的可见性巧妙地结合起来,并借助显微镜的观察,在细胞、亚细胞水平检测各种抗原物质。

具体过程如下:将切片放入烤箱中 60 ℃烘烤过夜,操作开始前再次烘烤切片 30 min,然后放入二甲苯中脱蜡 3 次,每次 5 min,经常摇晃,换第二缸二甲苯后再次浸泡 5 min,冬天温度低时可以适当延长脱蜡的时间。用梯度乙醇进行脱苯:按 100%、95%、85%、75%乙醇浓度梯度摆放乙醇,每次浸泡 5 min,自来水冲洗 2 次,每次 2 min,去除残留的乙醇。再用 TBS 冲洗 2 次,每次 3 min;随后将切片放入 3% H_2O_2 甲醇溶液中(前者可抑制内源性的过氧化物酶,后者可增加背景,并可能与 DAB 起作用)浸泡 15～20 min,用 TBS 洗 3次,每次 5 min,用吸水纸吸净液体。将组织切片放入装有 0.01 mol/L、pH 6.0 的柠檬酸盐抗原修复液的抗原修复盒中,一起置于微波炉中,先用低火加热 5 min,再用中火加热 10 min,取出在室温下冷却,当发现液体变温热时,可采用冷水冲洗进行冷却,同时可帮助稀释抗原修复液,取出切片后迅速用自来水冲洗 2 次,每次 2 min,再用 TBS 冲洗 2 次,每次 2 min,用吸水纸吸干。在擦干的组织部位滴加 2% 的 BSA 封闭液,并将切片置于 37 ℃的湿盒中进行封闭,大约 20 min,取出切片,将多余的 BSA 封闭液去除,滴加 1∶800稀释的多克隆兔抗人 EBP50 抗体于组织上,可用 TBS 进行稀释,均匀覆盖组织后,将切片收入湿盒中,放入 37 ℃温箱中孵育 1 h,亦可放入 4 ℃的冰箱中过夜。阴性对照切片的处理:上述步骤中除采用完全的 TBS 代替多克隆兔抗人 EBP50 抗体外,其余步骤均一样。取出所有的切片后,用 TBST 清洗 3 次,每次 2 min。用吸水纸擦干切片后,将 TBS 按 1∶100 的浓度比来稀释生物素化的羊抗兔 IgG,并均匀地将组织标本进行覆盖,然后放入湿盒中,放入 37 ℃温箱中孵育 20 min。取出切片后,用 TBST 清洗 3 次,每次 2 min。吸水纸擦干切片后,在组织上滴加 DAB 显色,置于显微镜下观察以控制反应时间,观察显色效果满意后,用自来水冲洗终止反应,冲洗时间约

5 min。再用蒸馏水冲洗 2 次后,用苏木精对组织复染 1 min,用温水冲洗,直到返蓝后,放入 1% 的盐酸乙醇中进行分化,大约 10 s。将切片依次放入梯度乙醇中脱水:按 75%、85%、95% 和 100% 乙醇浓度梯度摆放好乙醇,每次 1 min,脱去多余的水分,最后 1 次需将切片进行干燥处理。再用二甲苯进行透明处理,置于通风橱中让二甲苯挥发,最后用中性树胶封片。

上述实验步骤均重复 3 次,光镜下观察,阳性表达为出现棕褐色有色化合物。

(三)统计学处理

所有数据均以 $\bar{x} \pm s$ 表示,实验结果采用 SPSS 17.0 软件进行单因素方差分析(one-way ANOVA),组间比较采用 t 检验。$P < 0.05$ 表示差异有统计学意义。

三、结果

(一)顺铂+NAC 和顺铂对结肠癌细胞成瘤的影响

为了研究 NAC 与顺铂联合应用对人结肠癌细胞 HCT-116 细胞成瘤性的影响,本研究将 HCT-116 细胞接种至裸鼠右下背部皮肤后,每隔 2～3 天观察 1 次裸鼠成瘤的情况,成瘤后每 7 天测量移植瘤的体积并记录,第 30 天处死裸鼠。研究结果显示,顺铂+NAC 组裸鼠移植瘤明显小于同时间顺铂组裸鼠移植瘤($P < 0.05$),见图 5-3-1。

(二)免疫组化染色检测 AKT 的表达

分别取 3 组裸鼠移植瘤组织切片,行免疫组化染色,在光学显微镜下观察 AKT 的表达情况并拍照。结果显示,顺铂组裸鼠移植瘤组织内 AKT 的表达水平明显高于顺铂+NAC 组,见图 5-3-2。

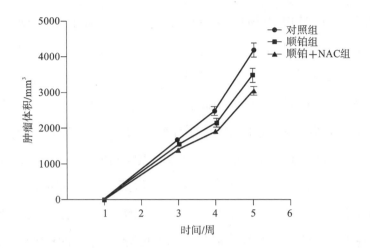

图 5-3-1　各组裸鼠接种 HCT-116 细胞后形成的移植瘤体积变化

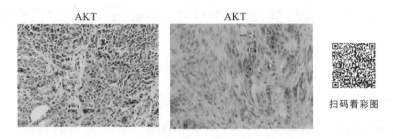

扫码看彩图

图 5-3-2　免疫组化染色检测各组裸鼠移植瘤组织中 AKT 的表达情况

(a)顺铂组；(b)顺铂＋NAC 组

四、讨论

结直肠癌是一种常见的消化道肿瘤，其发病率和致死率都较高。目前临床上治疗肿瘤的新药虽不断发展，但肿瘤细胞对化疗药物产生耐药性的问题依然没有得到解决，提示针对肿瘤的治疗方法仍然有待改进和完善。基因毒素类化疗药物顺铂对结直肠癌的治疗效果较好，但肿瘤细胞会对其产生耐药性，从而限制了其在临床上的进一步应用。

肿瘤化疗的主要目标是应用化疗药物促进肿瘤细胞凋亡。顺铂是一种非常有效的诱导细胞凋亡的化疗药物，其溶解后无须载体转运,即可通过带电的细胞膜。由于细胞内氯离子浓度低,氯离子被水分子所取代,具有类似烷化剂双功能基团的作用,可与细胞核内 DNA 的碱基结合,造成 DNA 损伤,破坏 DNA 复制和转录。但由于较易产生耐药性,顺铂在临床应用时在常规剂量下很难发挥较强的作用。在常规剂量下,耐药性导致顺铂杀灭肿瘤细胞的活性降低,因此为了杀灭产生耐药性的肿瘤细胞,实际应用的治疗剂量往往比常规剂量高 50~100 倍。临床中由耐药性所引起的问题比我们预想的更为严重。顺铂诱导产生的 DNA 复合物的含量与细胞毒性的关系密切,降低 DNA 复合物的含量,可导致耐药性的产生及细胞内药物发生异常聚积。耐药性机制的产生往往涉及多个细胞信号通路,而它们又同时作用于相同的肿瘤细胞,往往导致耐药性机制较为复杂。

有研究发现,短时间使用顺铂时细胞质中的氯离子浓度较低(4 mmol/L),促进水合反应,并灭活细胞质中的 GSH 和富含半胱氨酸的金属硫蛋白。如果长时间使用顺铂,细胞质中金属硫蛋白的浓度会增高,该蛋白通过抑制抗肿瘤药物与靶向 DNA 的相互作用,导致肿瘤细胞对顺铂产生耐药性。另外,大量临床试验及化疗药物耐药性动物模型研究均发现肿瘤细胞中 GSH 的含量是升高的。随着研究的不断深入,肿瘤细胞中 GSH 的含量为何升高终于找到了答案。在卵巢癌的耐药性动物模型中发现,在肿瘤细胞中检测出浓度异常升高的 γ-谷氨酰半胱氨酸合成酶(γ-GCS),该酶是参与调控 GSH 的生物合成限速酶,其引起 GSH 的含量升高。浓度异常升高的 GSH 参与化疗药物耐药性的产生,该过程是可调节干预的,如果从细胞培养基中清除顺铂,金属硫蛋白的含量会明显下降。然而,长时间使用顺铂后 GSH 含量升高,这有助于研究 GSH 如何调控顺铂的耐药性机制。顺铂发生水合反应后与 GSH 在非酶状态下发生共轭反应,GSH-S-转移酶 π(GSTπ)可以催化该共轭反应。顺铂可使 GSTπ

及 GSH 含量均升高,进而导致顺铂耐药性的产生。有研究发现,头颈部肿瘤患者使用顺铂进行化疗,且 GSTπ 水平较低时,患者的总体生存率为 82%;当 GSTπ 水平较高时,患者的总体生存率降至 41%。另外,在对顺铂耐药的细胞株中观察到 γ-谷氨酰转移酶(γ-GT)表达水平增高,该酶会降低顺铂的耐药性,从而增强顺铂的疗效。γ-GT 主要调节 GSH 平衡,主要产物为半胱氨酸。由于半胱氨酸与顺铂的反应活性为顺铂与 GSH 反应活性的 10 倍以上,γ-GT 表达水平增高可能是介导 GSH 导致肿瘤细胞对顺铂产生耐药性的一个关键因素。目前有大量研究证实,顺铂与 GSH 之间的偶联反应是肿瘤细胞对顺铂产生耐药性的一个重要因素。关于 GSH 如何导致耐药性产生的假说如下:细胞进行 DNA 修复时 GSH 含量增加,通过缓冲的内源性药物诱导的氧化应激抑制细胞凋亡。值得注意的是,一些有关化疗药物耐药性的研究发现金属硫水平没有明显的变化。综上所述,化疗药物耐药性的产生过程是一个多种因素共同参与的复杂过程。

本研究采用将人结肠癌细胞 HCT-116 细胞接种至裸鼠右下背部皮肤的成瘤模型,通过腹腔注射顺铂及 NAC 等方法,进一步研究它们对体内 AKT 表达水平的影响。该研究使用到的裸鼠是一种无胸腺的裸鼠,其外观上无毛发,由于胸腺发育异常,T 细胞不能正常分化,故其细胞免疫力低下。HCT-116 细胞在裸鼠体内能够正常地增殖和生长,成瘤率较高。这种方法下形成的肿瘤仍然保持原有的组织学形态、免疫学特点及特有的基因型等重要特性,并且将 T 细胞对移植瘤组织的抑制作用完全排除,使得研究的干扰减少甚至避免干扰,从而提高了研究的可靠性。现在裸鼠已被广泛应用于肿瘤体内生物学行为研究。本研究发现,在顺铂组中,大约 20 天后开始出现皮下结节,至 30 天后处死,取出肿瘤可见顺铂+NAC 组瘤体明显小于顺铂组($P<0.05$)。免疫组化染色结果显示,在顺铂+NAC

组中，AKT 在肿瘤组织内的表达水平明显高于顺铂组，表明顺铂＋NAC 可以抑制 AKT 的表达，为临床解决耐药性问题提供了一条新的可能的途径。

五、附图

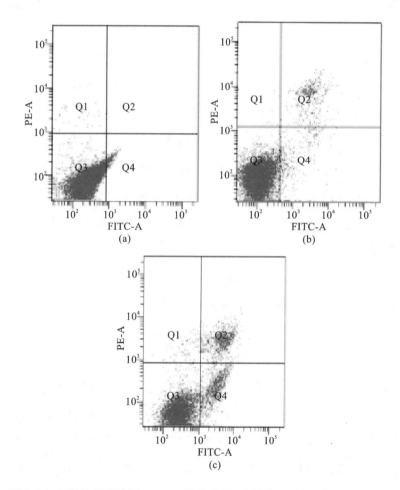

图 5-3-3　顺铂及顺铂与 NAC 联合应用诱导结肠癌细胞凋亡（流式）

（a）顺铂（25 μmol/L）；（b）顺铂（25 μmol/L）＋NAC；（c）顺铂（50 μmol/L）

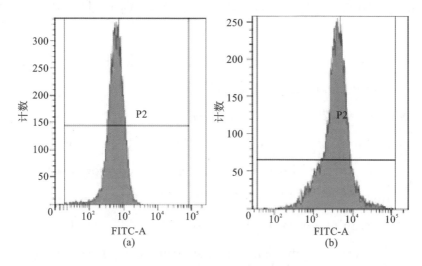

图 5-3-4　流式细胞仪检测 ROS

(a)对照组；(b)100 μmol/L 顺铂组

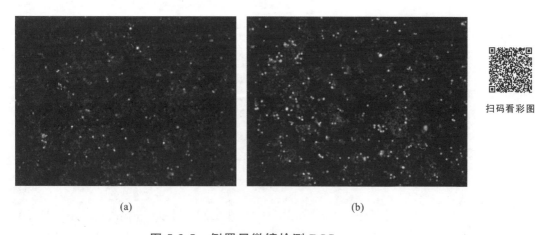

扫码看彩图

(a)　　　　　　　　　　　　　　　　　(b)

图 5-3-5　倒置显微镜检测 ROS

(a)对照组；(b)100 μmol/L 顺铂组

参 考 文 献

[1] Alexander S，Alexander H. Lead genetic studies in *Dictyostelium discoideum* and translational studies in human cells demonstrate that sphingolipids are key regulators of sensitivity to

cisplatin and other anticancer drugs[J]. Semin Cell Dev Biol,2011,22(1):97-104.

[2]　Barakat K,Gajewski M,Tuszynski J A. DNA repair inhibitors:the next major step to improve cancer therapy[J]. Curr Top Med Chem,2012,12(12):1376-1390.

[3]　Borst P,Evers R,Kool M,et al. A family of drug transporters:the multidrug resistance-associated proteins[J]. J Natl Cancer Inst,2000,92(16):1295-1302.

[4]　Kuhlmann M K,Burkhardt G,Köhler H. Insights into potential cellular mechanisms of cisplatin nephrotoxicity and their clinical application[J]. Nephrol Dial Transplant,1997,12(12):2478-2480.

[5]　Štarha P,Trávníček Z,Popa A,et al. How to modify 7-azaindole to form cytotoxic Pt (II) complexes: highly in vitro anticancer effective cisplatin derivatives involving halogeno-substituted 7-azaindole[J]. J Inorg Biochem,2012,115:57-63.

[6]　Baruah B,Surin A. Interaction of liposome-encapsulated cisplatin with biomolecules[J]. J Biol Inorg Chem,2012,17(6):899-910.

[7]　Liu H K,Sadler P J. Metal complexes as DNA intercalators[J]. Acc Chem Res,2011,44(5):349-359.

[8]　Pinato O,Musetti C,Farrell N P,et al. Platinum-based drugs and proteins: reactivity and relevance to DNA adduct formation[J]. J Inorg Biochem,2013,122:27-30.

[9]　Ramachandran S,Temple B,Alexandrova A N,et al. Recognition of platinum-DNA adducts by HMGB1a[J]. Biochemistry,2012,51(38):7608-7617.

［10］　Cheung-Ong K，Song K T，Ma Z，et al. Comparative chemogenomics to examine the mechanism of action of DNA-targeted platinum-acridine anticancer agents［J］. ACS Chem Biol，2012，7(11)：1892-1901.

［11］　Zoppoli G，Regairaz M，Leo E，et al. Putative DNA/RNA helicase Schlafen-11(SLFN11) sensitizes cancer cells to DNA-damaging agents［J］. Proc Natl Acad Sci U S A，2012，109(37)：15030-16035.

［12］　Zhang P D，Liu S S，Ngan H Y S. TAp73-mediated the activation of c-Jun N-terminal kinase enhances cellular chemosensitivity to cisplatin in ovarian cancer cells［J］. PLoS One，2012，7(8)：e42985.

［13］　Mazumder M E，Beale P，Chan C，et al. Synthesis and cytotoxicity of three trans-palladium complexes containing planaramine ligands in human ovarian tumor models［J］. ChemMedChem，2012，7(10)：1840-1846.

［14］　Avital I，Langan R C，Summers T A，et al. Evidence-based guidelines for precision risk stratification-based screening (PRSBS) for colorectal cancer：lessons learned from the US armed forces：consensus and future directions［J］. J Cancer，2013，4(3)：172-192.

［15］　Wang Y，Chen L，Huang G C，et al. Klotho sensitizes human lung cancer cell line to cisplatin via PI3k/Akt pathway［J］. PLoS One，2013，8(2)：e57391.

［16］　Zhao G Y，Cai C K，Yang T T，et al. MicroRNA-221 induces cell survival and cisplatin resistance through PI3K/Akt pathway in human osteosarcoma［J］. PLoS One，2013，8(1)：e53906.

［17］　Girouard J,Lafleur M J,Parent S,et al. Involvement of Akt isoforms in chemoresistance of endometrial carcinoma cells［J］. Gynecol Oncol,2013,128(2):335-343.

［18］　Wyatt L E,Kennedy M J. Cisplatin-induced ototoxicity and the role of pharmacogenetic testing［J］. J Pediatr Pharmacol Ther,2012,17(4):395-399.

［19］　Shin Y S,Song S J,Kang S U,et al. A novel synthetic compound，3-amino-3-(4-fluoro-phenyl)-1H-quinoline-2，4-dione，inhibits cisplatin-induced hearing loss by the suppression of reactive oxygen species:in vitro and in vivo study［J］. Neuroscience,2012,232C:1-12.

［20］　Schacht J,Talaska A E,Rybak L P. Cisplatin and aminoglycoside antibiotics:hearing loss and its prevention［J］. Anat Rec(Hoboken),2012,295(11):1837-1850.

［21］　Tanaka F,Whitworth C A,Rybak L P. Round window pH manipulation alters the ototoxicity of systemic cisplatin［J］. Hear Res,2004,187(1-2):44-50.

［22］　Sekikawa A,Fukui H,Zhang X,et al. REG Ⅰα is a biomarker for predicting response to chemotherapy with S-1 plus cisplatin in patients with unresectable stage Ⅳ gastric cancer［J］. Br J Cancer,2013,108(2):395-401.

［23］　Ryu H G,Jeong S J,Kwon H Y,et al. Penta-O-galloyl-β-D-glucose attenuates cisplatin-induced nephrotoxicity via reactive oxygen species reduction in renal epithelial cells and enhances antitumor activity in Caki-2 renal cancer cells［J］. Toxicol In Vitro,2012,26(2):206-214.

［24］　Lameire N，Kruse V，Rottey S. Nephrotoxicity of

anticancer drugs—an underestimated problem？[J]. Acta Clin Belg，2011,66(5):337-345.

[25]　Miller R P，Tadagavadi R K，Ramesh G，et al. Mechanisms of cisplatin nephrotoxicity[J]. Toxins(Basel)，2010,2(11):2490-2518.

[26]　Lu H P，Chao C C. Cancer cells acquire resistance to anticancer drugs:an update[J]. Biomed J,2012,35(6):464-472.

[27]　Dille M F，Wilmington D，McMillan G P，et al. Development and validation of a cisplatin dose-ototoxicity model [J]. J Am Acad Audiol,2012,23(7):510-521.

[28]　Topdag M，Iseri M，Gelenli E，et al. Effect of intratympanic dexamethasone,memantine and piracetam on cellular apoptosis due to cisplatin ototoxicity[J]. J Laryngol Otol,2012,126(11):1091-1096.

[29]　Park S J,Park S H,Chang J W,et al. Protective effect of klotho protein against cisplatin ototoxicity in an auditory cell line [J]. J Laryngol Otol,2012,126(10):1003-1009.

[30]　Jurajda M，Talach T，Kostřica R，et al. Genetic background of cisplatin induced ototoxicity[J]. Klin Onkol,2012,25(3):184-187.

[31]　Akiyama S,Chen Z S,Sumizawa T,et al. Resistance to cisplatin[J]. Anticancer Drug Des,1999,14(2):143-514.

[32]　García M M,Acquier A，Suarez G，et al. Cisplatin inhibits testosterone synthesis by a mechanism that includes the action of reactive oxygen species(ROS) at the level of P450scc[J]. Chem Biol Interact,2012,199(3):185-191.

[33]　Bryan N，Ahswin H，Smart N，et al. Reactive oxygen

species（ROS）—a family of fate deciding molecules pivotal in constructive inflammation and wound healing[J]. Eur Cell Mater, 2012,4:249-265.

[34]　Addis P,Shecterle L M,St Cyr J A. Cellular protection during oxidative stress:a potential role for D-ribose and antioxidants [J]. J Diet Suppl,2012,9(3):178-182.

[35]　Rybak L P, Whitworth C A, Mukherjea D, et al. Mechanisms of cisplatin-induced ototoxicity and prevention[J]. Hear Res,2007,226(1-2):157-167.

[36]　Bauer G. Tumor cell-protective catalase as a novel target for rational therapeutic approaches based on specific intercellular ROS signaling[J]. Anticancer Res,2012,32(7):2599-2624.

[37]　Hüttemann M, Lee I, Grossman L I, et al. Phosphorylation of mammalian cytochrome c and cytochrome c oxidase in the regulation of cell destiny:respiration,apoptosis,and human disease[J]. Adv Exp Med Biol,2012,748:237-264.

[38]　Mellier G,Pervaiz S. The three Rs along the TRAIL: resistance,re-sensitization and reactive oxygen species(ROS)[J]. Free Radic Res,2012,46(8):996-1003.

[39]　Ziech D, Anestopoulos I, Hanafi R, et al. Pleiotrophic effects of natural products in ROS-induced carcinogenesis:the role of plant-derived natural products in oral cancer chemoprevention [J]. Cancer Lett,2012,327(1-2):16-25.

[40]　Ray P D,Huang B W,Tsuji Y. Reactive oxygen species (ROS) homeostasis and redox regulation in cellular signaling[J]. Cell Signal,2012,24(5):981-990.

[41]　Bae Y S,Oh H,Rhee S G,et al. Regulation of reactive

oxygen species generation in cell signaling[J]. Mol Cells,2011,32(6):491-509.

[42] Ghio A J,Carraway M S,Madden M C. Composition of air pollution particles and oxidative stress in cells,tissues,and living systems[J]. J Toxicol Environ Health B Crit Rev,2012,15(1):1-21.

[43] Shen D W,Pouliot L M,Hall M D,et al. Cisplatin resistance:a cellular self-defense mechanism resulting from multiple epigenetic and genetic changes[J]. Pharmacol Rev,2012,64(3):706-721.

[44] Dmitriev O Y. Mechanism of tumor resistance to cisplatin mediated by the copper transporter ATP7B[J]. Biochem Cell Biol,2011,89(2):138-147.

[45] Dhillon K K,Swisher E M,Taniguchi T. Secondary mutations of BRCA1/2 and drug resistance[J]. Cancer Sci,2011,102(4):663-669.

[46] Li Z Y,Yang Y,Ming M,et al. Mitochondrial ROS generation for regulation of autophagic pathways in cancer[J]. Biochem Biophys Res Commun,2011,414(1):5-8.

[47] Maines M D. Potential application of biliverdin reductase and its fragments to modulate insulin/IGF-1/MAPK/PI3-K signaling pathways in therapeutic settings[J]. Curr Drug Targets,2010,11(12):1586-1594.

[48] Bubici C,Papa S,Dean K,et al. Mutual cross-talk between reactive oxygen species and nuclear factor-kappa B:molecular basis and biological significance[J]. Oncogene,2006,25(51):6731-6748.

［49］ Tzivion G, Dobson M, Ramakrishnan G. FoxO transcription factors：regulation by AKT and 14-3-3 proteins［J］. Biochim Biophys Acta,2011,1813(11)：1938-1945.

［50］ Berg M,Soreide K. EGFR and downstream genetic alterations in KRAS/BRAF and PI3K/AKT pathways in colorectal cancer：implications for targeted therapy［J］. Discov Med,2012,14 (76)：207-214.

［51］ Hemmings B A, Restuccia D F. PI3K-PKB/Akt pathway［J］. Cold Spring Harb Perspect Biol,2012,4(9)：a011189.

［52］ Busaidy N L,Farooki A,Dowlati A,et al. Management of metabolic effects associated with anticancer agents targeting the PI3K-Akt-mTOR pathway ［J］. J Clin Oncol, 2012, 30 (23)： 2919-2928.

［53］ McCubrey J A,Steelman L S,Chappell W H,et al. Ras/ Raf/MEK/ERK and PI3K/PTEN/Akt/mTOR cascade inhibitors： how mutations can result in therapy resistance and how to overcome resistance［J］. Oncotarget,2012,3(10)：1068-1110.

［54］ Ali A Y, Farrand L, Kim J Y, et al. Molecular determinants of ovarian cancer chemoresistance：new insights into an old conundrum［J］. Ann N Y Acad Sci,2012,1271：58-67.

［55］ Katoh M,Igarashi M,Fukuda H,et al. Cancer genetics and genomics of human FOX family genes［J］. Cancer Lett,2013, 328(2)：198-206.

第六章　综述——增强化疗药物敏感性的研究进展

　　由于肿瘤细胞本身具有独特的生物学特性,任何治疗肿瘤的方法必须要充分考虑这些生物学特性,以保证在尽可能杀伤肿瘤细胞的前提下减少毒副作用的产生。基因毒素类化疗药物(如顺铂)是目前临床上比较常见的化疗药物,但因较严重的毒副作用和耐药性而限制了其在临床上的进一步应用。通过前期实验我们发现,在应用顺铂杀伤肿瘤细胞时内源性 ROS 发生异常聚积,并促使下游信号通路发生变化,抑制肿瘤细胞凋亡,从而降低化疗药物的杀伤效果。以下对顺铂耐药性形成的可能机制、ROS 产生及其发挥抗凋亡作用的机制进行综述。

一、基因毒素类化疗药物顺铂发挥抗肿瘤作用的机制

　　1979 年顺铂被首次报道用于治疗睾丸癌、卵巢癌、头面部及颈部肿瘤等实体性癌。顺铂主要依靠损伤 DNA 来发挥治疗作用,而这种损伤机制包括以下四个方面:①抑制 DNA 合成;②抑制 RNA 转录;③调控细胞周期;④促进肿瘤细胞凋亡。临床应用顺铂的关注点是如何增强顺铂的治疗效果,而耐药性往往是限制其疗效的关键所在。Ozols 等学者发现使用顺铂治疗卵巢癌时,在使用初期治疗效果非常显著,但是随着使用时间延长,产生的耐药性问题导致治疗效果不佳,卵巢癌患者的 5 年生存率仅有 15% 左右,因而顺铂

的耐药性成为亟待解决的问题。

　　顺铂又名顺式-二氯二氨合铂,是一种含铂的抗癌药物,可与DNA链交叉连接,从而破坏DNA的功能,并抑制细胞有丝分裂,为一种细胞周期非特异性药物。其主要与亲核DNA中的嘌呤碱基N7位点发生反应,从而形成DNA-蛋白质、DNA-DNA链间和链内交联等复合物形式。目前研究表明,1,2-链内ApG与GpG交联是DNA复合物的主要存在形式,此链内加合物可以诱导细胞损伤,此种形式导致的细胞损伤占细胞损伤总量的85%～90%。有报道发现,在肿瘤细胞中存在一种类似于链内交联DACH-硫酸根-铂的复合物,此复合物与其他复合物在DNA碱基对的数量上存在区别。由于形成的链内加合物可使大量顺铂诱导细胞核损伤,因此,顺铂与DNA结合水平的高低决定了顺铂所产生的细胞毒性的严重程度。顺铂可影响DNA复制,但其影响DNA合成的作用与其细胞毒性严重程度之间无直接相关性。最近有研究发现,顺铂与DNA结合可引起交叉连接,从而破坏DNA的功能导致细胞凋亡的发生。此过程涉及许多细胞信号通路,有超过20种蛋白质参与其中,这些蛋白质发生结合并导致DNA出现物理性扭曲,从而导致链内加合物的产生。该过程中存在一些具有识别损伤部位功能的蛋白质,包括hMSH2、hMutSα错配修复(MMR)复合物、非组蛋白染色体高速泳动族B1和B2(HMG B1和HMG B2)蛋白、人RNA聚合酶、上游结合因子(hUBF)和转录因子的TATA结合蛋白(TBP)等。由于针对这些蛋白质的研究较少,因此无论是单一蛋白质还是它们之间相互组合形成的蛋白质来进行调控的损害机制,目前仍然有待进一步研究。Zdraveski等研究发现,MMR复合物和HMG1蛋白诱导奥沙利铂和JM216产生铂类复合物,而不产生链内加合物。DNA损伤信号激活DNA损伤识别蛋白,进一步转导激活其下游效应信号通路。除此之外,这些蛋白质还具有其他生物学功能,比如,HMG1

蛋白与 DNA 复合物发生相互作用,导致细胞毒性的产生,降低 DNA 修复水平。在顺铂作用于乳腺癌细胞时,亦发现 HMG1 蛋白表达水平上调;同样,hUBF 和 TBP 通过介导 RNA 聚合酶 1 来调控转录的发生。顺铂作用于肿瘤细胞,促凋亡与抗凋亡信号同时被激活,并介导调控下游效应信号通路的分子,最终产生不同的生物学效应,导致肿瘤细胞对顺铂产生耐药性。

二、AKT 蛋白家族结构特征

AKT 蛋白家族包括 AKT1、AKT2 及 AKT3,它们在氨基酸结构组成上具有很高的同源性。AKT1 和 AKT2 在生物体内分布广泛,而 AKT3 只在特定的组织内分布。AKT 家族成员均含有 PH 结构域、激酶催化结构域和调控结构域。细胞外刺激如生长因子、细胞因子和应激反应均可以激活 AKT;细胞内酪氨酸激酶受体的改变也可以激活 AKT,进而调控细胞生长、分化及代谢。AKT 的活化依赖 PH 结构域的完整性,PH 结构域大约由 100 个氨基酸组成。与 PH 结构域相邻的是激酶催化结构域,该结构域中含有一个苏氨酸残基,其磷酸化是激活 AKT 的关键步骤。AKT 信号通路同时参与调控肿瘤的发生和发展。位于 AKT C 端的是一个疏水性调节结构域,该结构域含有磷酸化位点,Ser473 在外源性应激原或细胞因子的刺激下发生磷酸化,从而促使 AKT 活性增高。如 Thr308 发生磷酸化,则可部分激活 AKT,但是如果该位点连同位于疏水性调节结构域的 Ser473 同时发生磷酸化,则 AKT 的活性最强。Ser473 发生磷酸化的具体机制还有待进一步研究。另外,AKT 在细胞内的位置变化对其功能具有非常重要的影响,比如,在静息状态下 AKT 主要位于细胞质中;在活化状态下 AKT 在细胞膜上被激活,随即转位到细胞核中,并通过与靶向基因相互结合来调控细胞应答。

AKT 可通过直接调控抗凋亡蛋白的表达来调控细胞的凋亡过

程。另外,它还可以通过直接磷酸化凋亡级联反应中的调节蛋白来抑制细胞凋亡。目前研究最多的级联调节蛋白是 Bad 蛋白,该蛋白质是 B 细胞淋巴瘤 2(B-cell lymphoma 2,Bcl-2)蛋白家族中的一个促凋亡成员。Bcl-2 蛋白家族包括抗凋亡蛋白(如 Bcl-2、Bcl-xL、Bcl-w、A1 和 Mcl-1)和促凋亡蛋白(如 Bax、Bcl-X、Bak、Bad 和 Bid)等。AKT 可以通过直接或间接两种方式来参与调控 Bad 蛋白的功能,具体来说是在 Raf-1 介导下磷酸化 Bad 蛋白的 Ser136 位点,磷酸化后的 Bad 蛋白具有抗凋亡作用。值得注意的是,Bad 蛋白只在部分肿瘤细胞中表达,因此该方式不具有普遍性。细胞受到应激活化蛋白激酶(stress-activated protein kinase,SAPK)等刺激后会发生凋亡,如 MAPK 蛋白家族中的 JNK 在促进细胞凋亡的过程中发挥重要作用,而 AKT 可以通过调控 SAPK 信号通路来起到抑制细胞凋亡的作用。凋亡信号调节激酶 1(apoptosis signal-regulating kinase 1,ASK1)是一种 MAPK,其在细胞因子诱导的细胞凋亡中起关键作用。在 JNK-MAPK P38 信号通路中,AKT 介导 ASK1 发生磷酸化并使其活性减弱,进而阻断该信号通路并抑制细胞凋亡的发生。有研究显示,AKT 可调控线粒体释放细胞色素 c 后的级联反应过程,如 procaspase-9 是 caspase 级联反应的一个起始酶,同时也是 AKT 的一个作用底物,AKT 可磷酸化 procaspase-9 并导致后者活性减低,从而中断了下游的信号转导过程,进而抑制细胞凋亡。

三、顺铂耐药性机制分析

(一) 促进 DNA 损伤的修复

顺铂促使 DNA 复合物的形成对于促进肿瘤细胞凋亡发挥了至关重要的作用,提高 DNA 复合物的修复率会抑制肿瘤细胞发生凋亡。有研究通过不同种属的肿瘤细胞实验发现,抑制药物产生的细胞毒性后,提高 DNA 复合物的修复率可以抑制肿瘤细胞发生凋亡。在发生耐药性的肿瘤细胞中,DNA 复合物的自我修复率往往较低。然而,当这种自我修复机制存在时,尽管其修复率低下,肿瘤细胞对顺铂产生耐药性的发生率也比没有该功能时高 1.5~2.0 倍。长时间使用顺铂时,DNA 复合物的自我修复率增高的幅度不大,从而导致这种修复机制产生的调节作用有限。

DNA 修复途径中的核苷酸切除修复(nucleotide excision repair,NER)、错配修复、碱基切除修复等均与肿瘤细胞对铂类药物产生耐药性有关,而 NER 通路被认为是机体内修复 DNA 损伤的最主要途径。NER 通过识别损伤位点,将包含全基因组的核苷酸切除来进行修复。NER 主要修复那些影响区域性染色体结构的 DNA 损害,包括 DNA 复合物和 DNA 交互连接。NER 的主要作用在于发现细胞信号通路中存在的缺陷,并且恢复 NER 的完整性,从而增加肿瘤细胞对顺铂的敏感性。NER 具有特异性,由于顺铂诱导产生的复合物与其他铂类药物诱导产生的复合物在功能与结构上没有差别,DNA 复合物修复机制在其他铂类药物应用时同样存在,所以这种修复机制的存在是铂类药物产生耐药性的主要原因之一。NER 涉及的复合物包含 17 种不同的蛋白质,但在化疗药物耐药性的细胞研究中发现,仅有少数蛋白质参与切除修复机制。切除修复交叉互补组 1(excision repair cross-complementation group 1,ERCC1)基因是 NER 的主要成员,研究发现,ERCC1 的表达水平与肿瘤细胞对顺铂的敏感性存在负相关,ERCC1 基因多态性是 ERCC1 表达水平的主要影响因素,不同基因型的 ERCC1 在肿瘤细胞中表达效率及高低不同,ERCC1 基因多态性与铂类药物疗效间存在相关性。ERCC1 基因多态性可改变 ERCC1 的 DNA 修复能力,其 118 密码子 C>T 的突变定义为无义突变,即密码子 AAC 和 AAT 均编码天冬酰胺(asparagine,Asn)。但有研究发现,该无义突变能影响 ERCC1 蛋白的表达水平。T 等位基因携带者的 ERCC1 mRNA 水平更高,DNA 修复能力更强,可引起患者对铂类药物的敏感性下降,药物疗效降低。

　　顺铂是临床上广泛应用的一种抗癌药物,它含有一个铂原子、两个氯原子和两个氨分子,是一种无机络合物,结构很简单。顺铂通过与肿瘤细胞中的 DNA 结合,形成链内、链间连接,影响 DNA 的功能,干扰 DNA 复制、转录,并激活 P53 信号通路,诱导肿瘤细胞发生凋亡。目前有研究发现,P53 通过调控 Bcl-2 基因的表达来诱导肿瘤细胞发生凋亡,从而达到治疗目的。Bcl-2 蛋白家族成员均含有数量不等的同源结构域,即 BH(bcl-2 homology)结构域,该结构域在结构上与 α 螺旋有关。Bcl-2 家族大体分为三大类:①促凋亡蛋白,Bax、Bak;②抗凋亡蛋白,Bcl-2、Bcl-w;③BH3-only 蛋白。Bcl-2 蛋白含有 3～4 个 BH1～BH4 结构域,该结构域不具备酶的催化活性,但可发挥调控靶向蛋白的作用。BH3-only 蛋白仅有 BH3 结构域,因此被称为 BH3-only 蛋白。该蛋白在凋亡反应中不能独立发挥作用,其需要 Bax 和 Bak 等成员共同协作,因此在凋亡反应过程中仅仅发挥信号转导作用。BH3-only 蛋白将不同种类的刺激信号传递给 Bcl-2 蛋白家族的其他成员,进而调控细胞生物学功能。另外,BH3-only 蛋白通过翻译后修饰及调控蛋白转录等不同机制来调控细胞生物学功能。Bax 和 Bak 两种蛋白质是促凋亡家族中的主要成员,其在细胞凋亡通路中发挥着重要的作用。另外,有研究发现,Bak 和 Bax 是影响线粒体外膜通透性改变的关键蛋白质,均可促进细胞发生凋亡。Bax 的结构域与 Bcl-2 的结构域具有一定的相似性,均含有 1 个 BH1～BH3 结构域并形成疏水沟样结构。如果其他蛋白质中的 BH3 结构域与疏水沟样结构发生反应,可结合形成一个寡聚体。Bax 蛋白还具有介导调节蛋白的膜定位结构域和 C 端疏水结构域的作用。在某些特殊情况下,Bax 蛋白 C 末端被释放并转移到线粒体外,可导致细胞发生凋亡。

(二)过表达 HER-2/neu 和 PI3K/AKT 的途径

人表皮生长因子受体-2(human epidermal growth factor receptor-2,HER-2/neu)又称 lien、c-erbB-2 或 P185。20 世纪 80 年代,Her-2/neu 原癌基因由三个研究小组分别独立发现,分子量为 185000,其为具酪氨酸激酶活性的跨膜蛋白,编码基因定位于人染色体 17q21,是表皮生长因子受体家族的成员。Her-2/neu 原癌基因编码一种跨膜受体酪氨酸激酶,该酶由胞外的配体结合区、单链跨膜区及胞内的蛋白酪氨酸激酶区三个部分组成,具有广泛的同源性表皮生长因子受体。HER-2/neu 在细胞增殖、分化及血管生成等过程中发挥重要作用,其高表达可加速细胞分裂,使其增殖、分化过程失衡,最终转变为肿瘤细胞。此外,有研究发现 HER-2/neu 高表达可提高肿瘤细胞的迁移率、体外侵袭率和Ⅳ型胶原酶活性,且可干扰黏附分子合成,从而促进肿瘤侵袭、转移和复发。目前研究在 20%～30% 的乳腺癌和卵巢癌患者中发现 HER-2/neu 基因,该基因扩增和过度表达会导致化疗药物治疗后效果不佳。此外,有报道发现 HER-2/neu 基因在很多其他类型的上皮起源肿瘤中过度表达,如肺癌、肝癌、胰腺癌、结肠癌、胃癌、卵巢癌、宫颈癌和膀胱癌。如果用带有 HER-2/neu 基因的质粒转染肿瘤细胞,肿瘤细胞会产生耐药性;相反,使用活性酪氨酸激酶抑制剂减弱 p185 或使用 HER-2/neu 受体拮抗剂,均可抑制顺铂的细胞毒作用,其原因在于减弱了顺铂-DNA 复合物的修复作用。有研究发现,激活 p185 酪氨酸激酶后,HER-2/neu 受体被激活,并可激活 SHC/GRB2/SOS 信号通路及 PI3K/AKT 信号通路。PI3K/AKT 信号通路失调见于多种疾病,包括消化道肿瘤、糖尿病、心血管疾病和神经系统疾病。在消化道肿瘤中,研究者已发现两处可增强 PI3K 内在激酶活性的突变。另外,该信号通路参与细胞增殖、分化、凋亡和葡萄糖转运等多种细胞功能的调节。近年来研究发现,PI3K 和其下游分子蛋白激酶 AKT 所组成的信号通路可调节肿瘤细胞的增殖和存活,其活性异常不仅能导致细胞恶性转化,而且与肿瘤细胞的迁移、黏附、肿瘤血管生成以及细胞外基质的降解等相关,目前以 PI3K/AKT 信号通路的关键分子为靶点的肿瘤治疗策略正在研究中。顺铂通过促使 p21WAF1/CIP1 的产生来调控 PI3K/AKT 信号通路。p21WAF1/CIP1 是第一个被发现的 CDI 家族成员,又名 CDK 相互作用蛋白 1 (CDK-interacting protein 1,CIP1)、野生型 p53 激活性片段 1(wild-type p53 activated fragment 1,WAF1)、CDK 相关蛋白 20(CDK-associated protein 20,CAP20)和黑色素瘤分化相关基因 6 (melanoma differentiation associated gene 6,mda 6)。该基因编码的蛋白质是一种细胞周期依赖性激酶(cyclin-dependent kinase,CDK)的抑制蛋白,它通过 p53 依赖和 p53 非依赖两种途径参与细胞生长、发育、分化、衰老及 DNA 损伤修复等多种功能的调节。p21WAF1/CIP1 为具有广泛激酶抑制活性的细胞周期抑制蛋白,能与 cyclin-CDK 结合,使 cyclin-CDK 复合物的激酶活性丧失,细胞周期停滞在 G1 期。

研究发现,HER-2/neu 过度表达可增强 AKT 的活性,这与 p21WAF1/CIP1 第 145 位的苏氨酸发生磷酸化有关,进而导致细胞核中的 p21WAF1/CIP1 表达水平下调,增强了顺铂的促凋亡作用。同样,p21WAF1/CIP1 可以根据上游信号的强弱,来增高或降低 PI3K/AKT 的活性。此外,AKT 促进 MDM2 蛋白磷酸化并进入细胞核,而 MDM2 减弱 p53 蛋白的活性,导致肿瘤细胞对顺铂产生耐药性。

p38 蛋白激酶是最早由 Brewster 等在研究高渗环境对真菌的影响时发现的一种激酶。随后研究发现其也存在于哺乳动物的细胞内,是 MAPKs 的亚类之一,其性质与 JNK 相似,是一种应激激活的蛋白激酶。已发现 p38 蛋白激酶有 5 个异构体,分别为 p38α(p38)、p38β1、p38β2、p38γ、p38δ。其分布具有组织特异性,p38α、p38β1、p38β2 在各种组织细胞中广泛存在,p38γ 仅在骨骼肌细胞中存在,而 p38δ 主要存在于腺体组织中。研究表明,p38 蛋白激酶的激活影响细胞生长、周期和凋亡等,并参与炎症、应激反应的调控。另外,许多 MKK 激酶可以激活 p38 蛋白激酶信号通路,这些激酶包括 MTK1、MLK2/MST、DLK/MUK/ZPK、ASK1/MAPKK5、MAP3K 和 TAK1。其中 MAP3K 是 MAPK 级联反应的主要成分,其过表达可以激活 p38 与 JNK 信号通路。基于激酶催化结构域的序列,MAP3K 被分为三组:MEKK 样、ZIK 样和 Raf 样家族。Raf 样 MAP3K 构成最大的 MAP3K 亚家族。MAP3K 通过丝氨酸和(或)苏氨酸的磷酸化激活 MAP2K,并且 MAP2K 通过 Thr-X-Tyr 基序的双磷酸化激活 MAPK。近年来研究发现,MAPKAP-K3(M3)是 p38 的底物,其属于丝氨酸蛋白激酶,激活后的 M3 可磷酸化其他不同的底物,包括热休克蛋白 27(HSP27)、淋巴细胞特异性蛋白 1、ATF1 和酪氨酸羟化酶等。p38 的其他底物包括蛋白激酶 MNK1、PRAK、丝裂酶原和应激激活激酶 MSK。JNK 与 p38 均可磷酸化转录因子,包括转录因子 1-2(ATF1-2)、Elk-1 等,另外,p38 还可作用于转录因子 CHOP10、GADD153、C/EBP 和 p53 等。而这些底物中 ATF1 和 ATF2 均可结合环磷酸腺苷,形成同源二聚体。它们亦可与 c-Jun 结合形成异源二聚体,进而调控信号通路分子的表达。有研究发现,caspase 抑制剂与 Fas 发生相互作用,进而抑制 p38 的活性,从而起到调控细胞凋亡的作用。研究发现,MKK6b 过表达激活 caspase,导致肿瘤细胞发生凋亡。综上所述,p38 信号通路通过调控 caspase 上游与下游信号蛋白来调控细胞凋亡。但是,p38 信号通路在细胞凋亡过程中如何调控 caspase,具体机制仍有待进一步研究。

（三）错配修复途径

DNA 错配修复基因（DNA mismatch repair gene）首先在细菌和酵母中发现，在人类基因组中也存在类似物。DNA 错配修复基因既非原癌基因，也非抑癌基因，是另一类肿瘤相关基因。错配修复基因（MMR 基因）是一类与人类的错配修复反应有关的基因，包括 hMSH2、hMLH1、hMSH3、hMSH6、hPMSH1 和 hPMSH2 等基因。MMR 基因最早是在遗传性非息肉性大肠癌中分离得到的一组遗传易感基因，该系统任一基因发生突变都会导致细胞错配修复功能缺陷，进而导致遗传不稳定，表现为复制错误或微卫星不稳定性，因而容易发生肿瘤。1993 年，Aaltonen 等学者研究发现，在 12％～15％ 的 CRC 患者中存在微卫星不稳定性（microsatellite instability，MSI），他们提出了错配修复途径。该途径的基本原理是 MMR 基因保证了 DNA 复制的高度保真，如果 MMR 基因发生突变或启动子甲基化，引起 MMR 基因失活，将会导致机体错配修复功能降低，整个基因组不稳定。MMR 基因功能缺陷表现型是高度的微卫星不稳定性（MSI），又称为复制错误（replication error，RER），从而使某些原癌基因和抑癌基因发生突变，并在体内快速聚集，导致肿瘤发生，在此途径中，hMLH1 和 hMSH2 这两个 MMR 基因起主要作用。hMLH1 的 cDNA 全长为 2484 hp，具有编码长度为 2268 bp 的开放阅读框。hMLH1 蛋白由 756 个氨基酸残基组成。hMLH1 蛋白的表达变化可以很好地预示 MMR 基因功能缺陷的存在，在结直肠癌细胞中发挥重要的调控作用。

在 DNA 错配修复中，hMSH2 与 hMSH6 形成一种称为 hMutSα 的二聚体复合物，并结合到 DNA 碱基错配区，而 hMLH1 与 hPSH2 发生相互作用并形成二聚体 hMutLα，该二聚体发挥识别新生 DNA 链的作用。hMutLα 结合到 DNA 错配区后,可激活与 MutH 蛋白有关的 GATC 核酸内切酶,并切除未修饰的甲基化 GATC 序列。依赖于 MutS、MutL 及 DNA 解旋酶的协同作用,随着新生链错配区的切除,整个修复反应立即被启动。

　　UC 相关性结直肠癌 MMR 基因的突变导致 MMR 基因功能缺陷,引起细胞基因发生突变和 DNA 复制错误,导致某些抑癌基因突变率增高,如积累到一定程度可导致肿瘤的发生。有研究发现,hMSH2 蛋白阳性表达率从正常组织到结直肠癌组织逐渐降低,MMR 基因的突变发生率随恶性程度的增加而增高,提示 MMR 基因的突变,尤其是 hMSH2 的突变可能是结直肠癌发生的早期事件之一。遗传性非息肉病性结直肠癌(HNPCC)是一种特殊类型的结直肠癌,是由于 MMR 基因发生突变所致的一种单基因显性遗传性疾病,又称林奇综合征,占结直肠癌的 15%～18%。结直肠腺瘤在 HNPCC 中较易发生,而 HNPCC 相关腺瘤与其他腺瘤有明显不同,可以是单发,也可以是多发,组织学上多为绒毛状腺瘤,常表现为明显的异型性,可迅速由腺瘤发展为腺癌,大部分 HNPCC 相关腺瘤存在基因不稳定性。Russell 等发现错配修复缺陷造成的微卫星 DNA 重复序列数不稳定与 HNPCC 由腺瘤向腺癌转变有关。腺瘤阶段,微卫星 DNA 重复序列数发生改变的比例明显低于腺癌阶段。这说明大多数 HNPCC 在良性的腺瘤阶段已有部分基因向不稳定发展,微卫星 DNA 重复序列数改变速率越快,腺瘤恶变的可能性就越大。

　　核苷酸错配有以下三种情况:①DNA 的物理损伤;②DNA 复制过程中核苷酸的错误掺入;③基因重组。DNA 聚合酶能催化不能与模板形成氢键的错误碱基,这种复制错误通常由聚合酶立即纠正,再开始下一个核苷酸的聚合反应。在某些特殊条件下,DNA 聚合酶将极少的错误碱基遗留在 DNA 链上而未予以纠正,因此,DNA 错配修复必须要有错配修复系统(MMRS)参与,其在修复过程中具有高度特异性,并较为准确地识别错配碱基。错配修复反应既可修复DNA复制过程中出现的碱基错配,又可消除由于含简单重复序列的同源序列间遗传重组出现的不配对序列,这样可有效地防止DNA复制差错的产生。错配修复缺陷细胞容易对顺铂产生耐药性,但对奥沙利铂不产生耐药性,表明错配修复缺陷细胞能够耐受顺铂-DNA复合物及错配修复涉及的旁路复制。通过体外研究发现,噬菌体T7和T4 DNA聚合酶、Taq DNA聚合酶、大肠杆菌聚合酶Ⅰ及大肠杆菌聚合酶Ⅲ能够以不同的方式调控顺铂旁路复制途径的活性。研究发现,人聚合酶β、γ、η(XP-V基因的产物),Rev3/Rev7络合物和人类免疫缺陷病毒Ⅰ型逆转录酶亦可以调控顺铂旁路复制途径的活性。

目前临床上将hMSH2、hMLH1两种基因的检测作为MMR基因突变分析的初筛指标。由于结直肠癌的发生与MMR基因关系密切,且MMR基因异常者患结直肠癌的风险明显增高。因此,对有结直肠癌家族史的人群应进行MMR基因检测,以确定其患结直肠癌的风险,从而采取相应的措施,以实现早发现、早治疗。虽然目前对hMSH2等MMR基因缺陷与结直肠癌的相关性进行了深入的研究,但仍有很多问题需要解决,如MMR基因与原癌基因和抑癌基因之间的相互关系;MMR基因缺陷影响细胞凋亡的信号转导机制等。错配修复的缺陷和复制旁路的强化是肿瘤细胞对顺铂耐药的主要机制;与顺铂不同的是,MMRS缺陷和复制旁路强化不会影响奥沙利铂的细胞毒性。

四、丝裂原活化蛋白激酶

顺铂在调控丝裂原活化蛋白激酶(mitogen-activated protein kinase,MAPK)信号通路中发挥重要作用。该激酶是一组能被不同的细胞外刺激因子如细胞因子、神经递质、激素等激活的丝氨酸-苏氨酸蛋白激酶。最初 MAPK 是培养细胞在受到生长因子等丝裂原刺激时被激活而被发现的。MAPK 信号通路具有三级激酶模式,包括 MAPK 激酶激酶(MAP kinase kinase kinase,MKKK)、MAPK 激酶(MAP kinase kinase,MKK)和 MAPK,这三种激酶按照先后顺序被激活,共同调控细胞的生长、分化、对环境的应激适应及炎症反应等过程。MAPK 在基因表达调控和细胞功能活动中发挥关键作用。MAPK 链(MAP3K-MAP2K-MAPK)由 3 类蛋白激酶组成,通过依次磷酸化将上游信号传递至下游应答分子。MAPK 可分为 4 个亚族:ERK、p38、JNK 和 ERK5。其活性由活化环的氨基酸序列中的双磷酸化位点所调控。MAPK 活化环中的 TXY 序列是特定的 MKK 催化进行双磷酸化反应的位点。与 MAPK 磷酸化位点不同的是,ERK/ERK2 双磷酸化位点是 Thr183 和 Tyr185。

　　MAPK 信号通常涉及多层信号通路,MAPK 和 MAP2K 的激活机制相对简单,而 MAP3K 的激活机制相对复杂许多,如 c-Raf、MEKK4 或 MLK3 需要多个步骤来激活,这些酶通常是受变构效应控制的酶,通过多种机制紧密地锁定在非活性状态。激活第一步是在细胞膜上通过较小的配体来减轻它们的自抑制,一旦 MAP3K 完全激活,它可以磷酸化其底物 MAP2K,这反过来又让 MAP2K 磷酸化它们的底物 MAPK。MAPK 级联激活是接收膜受体转换与传递的信号并将其带入细胞核内的过程。在未受刺激的细胞内,MAPK 处于静止状态。细胞受到生长因子刺激后,MAPK 接收 MKK 和 MKKK 的活化信号而被激活,逐级磷酸化。JNK 是细胞应对各种应激原诱导的信号转导的关键分子,参与细胞对辐射、渗透压、温度变化等的应激反应。p38 介导炎症反应、细胞凋亡等,因而成为研发抗炎药物的靶位。

　　MAPK 可磷酸化与脯氨酸相邻的丝氨酸/苏氨酸,并且通过这种方式激活其他蛋白激酶、核蛋白和转录因子。MAPK 接受磷酸化级联反应的调节,识别抑制性或激活性输入信号。MAPK 信号转导过程中存在两个主要特点,一个是对信号的放大作用;另一个是 MEK 对 MAPK 的双磷酸化作用。近年来许多研究发现,JNK 在肿瘤的发生与发展中发挥重要作用。JNK 又被称为应激活化蛋白激酶(stress-activated protein kinase,SAPK),是哺乳动物细胞中 MAPK 信号通路的另一亚类。JNK 由 3 个基因编码,JNK1 和 JNK2 基因在全身广泛表达,而 JNK3 基因仅见于脑、心脏和睾丸。在未受刺激的细胞中,JNK 主要存在于细胞质内,但在细胞核内也有一定分布。在受到刺激后,其迅速聚积于细胞核内,并导致相应基因表达发生改变。JNK 基因通过选择性剪接而产生 10 种 JNK 形式,JNK 基因编码的蛋白质有或无羧基末端,结果产生分子质量为 46 kD 或 54 kD 的两种蛋白质。不同组织通过选择性剪接来调控 JNK 与底物的结合能力,从而决定作用底物的特异性。干扰 DNA、细胞因子、蛋白质合成药物、外源性应激原、生长因子及转化因子等均可激活 JNK。其中 JNK1 属于丝氨酸/苏氨酸蛋白激酶,包含 11 个蛋白激酶亚结构域,这些基因序列包含了该蛋白激酶的保守特征,即含有 ATP 与底物结合的位点,并保持蛋白激酶的立体结构。研究发现 JNK1 和 JNK2 的底物特异性在功能上有所不同,比如,c-Jun 先与 JNK1 结合并被其磷酸化,而 ATF2 则与 JNK2 发生结合。MAP2K 通过磷酸化酪氨酸及苏氨酸激活 JNK,但是 JNK 通过发生双磷酸化而激活的具体机制目前仍然不是很清楚,其可能机制是双磷酸化改变了 T 环本身的结构及氨基末端的序列,并产生了一个活化位点。

JNK3 是 JNK 家族成员,能够磷酸化细胞核内的 c-Jun、JunB、JunD、ATF-2 和 Elk-1 等转录因子,其亦能磷酸化细胞质内的 Bcl-2 家族蛋白、tau 蛋白和 SCG10 等蛋白。有研究显示,JNK3 基因包含 13 个内含子和 14 个外显子,其转录起始位点在外显子 3 内,而终止密码子在外显子 14 内。另外,放射杂交图谱分析和荧光原位杂交技术分析显示,JNK3 基因定位在 4q21-22,选择性在脑细胞中表达。生长因子、细胞因子和外源性应激信号均可激活 JNK,目前发现 JNK 上游激酶包括 MKK4 及 MKK7。MKK4 和 MKK7 除了磷酸化 JNK 外,还磷酸化 p38。有研究发现,MKK4 更倾向于磷酸化 JNK 中的酪氨酸残基,而 MKK7 则倾向于磷酸化 JNK 中的苏氨酸残基。正是由于以上差异性,激酶可以共同激活 JNK,从而有利于信号进一步整合。

JNK 对底物具有双重识别机制。它识别底物的 Ser/Thr-X-Pro 模序并将其磷酸化,c-Jun 分子锚定模序的存在加强了其与 JNK 的结合,有效地提高了 JNK 的局部浓度,并指导着 JNK 对 N 端的磷酸化。JNK 的底物均为核内的转录因子,如 c-Jun、ATF-2、Elk-1、p53、DPC4 和 NF-AT4。JNK 磷酸化 c-Jun 的 Ser63 和 Ser73,促使 Jun/Jun 同源二聚体和 Jun/ATF2 异源二聚体的形成,提高了 c-Jun 抗泛肽降解的能力。因此,JNK 不仅可以激活转录因子,而且可以提高它们的稳定性,从而促进目的基因表达。但 JNK 磷酸化转录因子 NF-AT4 持续激活,阻止其进入细胞核内发挥作用。有研究发现,如受到某些应激原的刺激,Rho 家族通过受体酪氨酸激酶介导 JNK 的激活。Rho 家族蛋白是 Ras 超家族中的蛋白质,是一组分子量为 20000~25000 的三磷酸鸟苷结合蛋白,具有 GTP 酶活性,因此也被称为 Rho GTP 酶。该酶家族大约包含 20 个成员,根据结构和功能不同分为 5 个亚家族:①Rho 亚家族,包括 RhoA、RhoB 和 RhoC,它们在序列上具有高度同源性;②Rac 亚家族,包括 Rac1、Rac2、Rac3 和 RhoG;③Cdc42 亚家族,包括 Cdc42、TC10、TCL、Wrch1 和 chp/Wrch2;④Rnd 亚家族,包括 Rnd1、Rnd3/RhoE 和 Rnd2;⑤Rho BTB 亚家族,包括 Rho BTB1 和 Rho BTB2。近年来研究发现,Rho GTP 酶在多种恶性肿瘤中高表达,并与肿瘤的发生、侵袭和转移密切相关。肿瘤细胞在基质中的运动通常由 4 个循环往复的步骤组成：①头部伪足的形成和延伸；②新黏附位点的建立；③胞体的收缩；④尾部的退缩。肿瘤细胞通过这四个步骤不断向前迁移。针对这一过程调控的分子机制涉及多条信号通路。在多条信号级联反应通路中，RhoA、Rac1 和 Cdc42 发挥调控肿瘤细胞侵袭、转移过程的作用。

肿瘤坏死因子受体相关因子（tumor necrosis factor receptor-associated factor，TRAF）家族是一类胞内接头蛋白，其能介导 TNF 受体和 Toll 样/IL-1 受体与多种信号通路下游信号蛋白质（包括 NF-κB 和 JNK）的信号转导。TRAF 参与调控细胞增殖、分化及凋亡等生理过程。由于在信号通路中的关键作用，TRAF 功能失常与多种疾病的发生密切相关。TRAF 介导细胞因子受体活化 JNK，如 TNF 活化过程需要募集 TRAF2，而 TRAF2 分子可与 MEKK1、ASK1 相结合。TRAF6 募集 IL-1 受体并激活 JNK，TRAF6 亦可以与 MEKK1、TAK1 相结合。TNF 分为 1 型与 2 型，其中 1 型也称为 p55 或者 p60；2 型称为 p75 或者 p80，两者的区别在于细胞内结构域不同：1 型具有"死亡结构域"，而 2 型则不具备此结构域。但是，TNF 1 型与 2 型均可以直接或者间接募集 TRAF2 进而激活 JNK，但 TRAF2 激活 JNK 信号通路下游信号分子的具体机制仍然有待进一步研究。在无 TNF 参与的前提下，如果 TRAF2 过表达也可激活 JNK 和 p38。蛋白质-蛋白质相互作用是目前公认的 JNK 信号通路的关键机制，蛋白质复合体的形成影响信号转导的特异性，这些复合体参与激酶之间的相互作用或者蛋白质与激酶间的相互作用。最近，人们发现 JNK 信号通路的负反馈调节因子包括热休克蛋白72、原癌基因 Evil 和原癌基因 MKP7。其中原癌基因 MKP7 选择性灭活 JNK 和 p38 的某些同源异构体；热休克蛋白 72 抑制 JNK，进而调节 JNK 的活性并导致细胞发生凋亡；原癌基因 Evil 通过抑制

JNK 进而抑制应激原,促使细胞凋亡的发生。JNK 与 p38 均在细胞凋亡过程中发挥重要的作用,JNK 信号通路的异常活化与人体肿瘤的发生和发展关系密切,因此 JNK 信号通路是干预治疗的一个潜在的靶向位点。对 JNK 信号通路的研究存在一个非常关键的问题,即 JNK 具有依赖不同信号翻译的能力,这可能是由于 JNK 与细胞内存在的其他信号通路之间存在相互作用。

有研究发现,在顺铂杀伤肿瘤细胞的过程中所有激酶均被激活。顺铂通过调控 p53 的 Ser15 磷酸化来调控 ERK 的活性。此外,有学者发现 MEK-ERK 信号通路参与顺铂耐药性的产生。有研究发现,顺铂通过激活 MAPK 级联反应来调控细胞凋亡的发生,而该级联反应中存在一定的差异性,这可能是由 MAPK 家族处于不同背景下时对细胞或 DNA 损伤的反应程度不同造成的。HMG1 蛋白和 HMG2 蛋白促进 p53 与 DNA 发生结合,使 HMG 蛋白能够与 p53 之间建立直接的联系。顺铂导致 p53 活性增加,进而导致一些基因活性的改变,包括 p21WAF1/CIP1 基因、Gadd45a 基因及 Bax 基因活性改变,引起细胞周期阻滞、DNA 修复及细胞凋亡。有报道证实,MDM2 调控 p53 蛋白的活性。Gadd45a 蛋白与增殖细胞核抗原(PCNA)之间关系紧密,其可以增强 NER 的活性,并保护细胞免受顺铂的细胞毒作用。然而,当 DNA 损伤超过临界值,即超过细胞本身的修复能力时,细胞发生凋亡。这种程序式的细胞死亡是一种复杂的、精细的过程。具体来讲,在细胞凋亡发生过程中,促凋亡蛋白 Bax 与抗凋亡蛋白 Bcl-2 的比例决定其是否发生凋亡。顺铂可诱导 Bcl-2 发生裂解来增加 Bax/Bcl-2 比例,进而激活凋亡级联反应发生,诱导细胞发生凋亡。另外,顺铂会通过介导 Fas/Fas 配体相关的 caspase8-caspase3 来调控 p53,然而这条途径具体的机制仍有待进一步研究。

对于 p53 如何诱导顺铂作用于肿瘤细胞使其发生凋亡目前仍然

没有统一的认识。但是,Fan 等通过实验发现,p53 功能破坏可以增加肿瘤细胞对铂类药物的敏感性,并降低耐药性的发生,这与目前大多数学者的观点是相反的。值得注意的是,这种发现可能与肿瘤细胞中出现的细胞凋亡功能障碍有关,对如何克服化疗药物耐药性是非常有价值的。对于消除 p53 的功能后肿瘤细胞对化疗药物敏感性增加的具体机制依然有待进一步研究,但顺铂可能通过下调 p53 依赖的 p21WAF1/CIP1 基因介导的方式来调控细胞周期进而增强肿瘤细胞对顺铂的敏感性。究其原因是在这种情况下 p21WAF1/CIP1 失去作用而导致 G2/M 期发生阻滞,从而使肿瘤细胞过早进入有丝分裂,导致细胞发生死亡。研究者通过敲低 G2/M 期关键点发现肿瘤细胞发生凋亡,进一步证明这种机制的可行性,该过程不涉及 p53 基因的活性。p53 基因是生物体内存在的一种抑制细胞转变为肿瘤细胞的基因。细胞中本来就有原癌基因及抑癌基因的存在,只要一方产生病变而失去平衡,癌症就可能发生。人类 p53 基因定位于 17 号染色体 p13,全长 16～20 kb,其含 11 个外显子,编码蛋白质为 p53,是一种核内磷酸化蛋白。p53 基因是迄今为止发现的与人类肿瘤相关性最高的基因。p53 基因是一种肿瘤抑制基因,在所有恶性肿瘤中,50% 以上的患者会出现该基因的突变。该基因编码的 p53 蛋白是一种转录因子,调控细胞周期的启动。如果细胞受损,又不能得到修复,p53 蛋白将启动促凋亡程序,促使该细胞发生凋亡。p53 蛋白也是一种核磷酸化蛋白,由 393 个氨基酸组成,在体内以四聚体的形式存在,半衰期为 20～30 min。p53 蛋白包含 4 个主要功能域,其参与调控细胞周期、DNA 修复和细胞凋亡等过程。p53 蛋白是一种对基因毒素类药物有效的介质,并通过转录调控发挥作用。应用基因毒素类药物后,p53 蛋白通过一些后转录机制导致其含量增加。有趣的是,突变型细胞中 p53 蛋白对顺铂更容易产生耐药性。DNA 的特异性序列与 p53 蛋白发生结合是 p53 蛋白发挥抑制肿瘤生长作用的关键机制,人类基因组中活化的 p53 蛋白与大约 100 种不同的信号分子发生结合。通过研究顺铂修饰 DNA 与野生型人 p53 蛋白的相互作用发现,p53 蛋白可以与顺铂-DNA 复合物结合,亦可与反铂-DNA 复合物发生作用。

五、"非经典"的抗肿瘤铂类化合物

目前临床中没有通过临床试验证明治疗效果优于顺铂且与顺铂结构类似的化疗药物。因此,探索与持续改进铂类抗肿瘤药物,研发出毒性较低的化合物,并且不与顺铂或其类似物发生交叉耐药是目前研究的热点。有研究发现,如果顺铂以另外一种方式与 DNA 发生结合,其现有的结构与原来的结构无直接联系,将导致顺铂的药理特性发生改变,根据这个概念已经研发出一些新的铂类抗肿瘤化合物。有研究进一步发现,在肿瘤细胞中使用这些新的铂类药物后,DNA 修饰后形成不同的 DNA 复合物,其产生的化疗效果亦明显不同。因此,了解新的铂类抗肿瘤药物的 DNA 复合物修复过程,可为新的抗癌药物和新的化疗策略的设计提供思路。

BBR3464 是一种新型铂类药物,与顺铂无交叉耐药性,其为 +4 价高电荷铂类药物,与两端的铂相连的两个 Cl 配体间的距离较短,从而使该药物与 DNA 交联的速度比其他药物快,形成 1,4-链间交联。研究显示,BBR3464 与 DNA 的识别能力强,结合稳定,它们所形成的复合物中既有 Pt-N7 间较强的配位键,亦有氢键和弱氢键。复合物中的结合位点及结合位点外的嘌呤碱基的结构发生了不同程度的改变,DNA 在嵌合进药物中后,其构型并未发生特定的弯曲,通过嘌呤碱基的构象转化,对 DNA 造成的损伤与经典的铂类药物不同。因此,BBR3464 比顺铂更有效,并且能够克服顺铂的耐药性。BBR3464 之所以有更好的治疗效果,要归功于 DNA 复合物形成增加。在等剂量下,BBR3464 导致的细胞凋亡程度高于顺铂,并且能降低耐药性的产生。细胞周期研究分析显示,BBR3464 具有剂量依赖性 G2/M 阻滞作用,顺铂导致 p53、p21 和 Bax 表达水平上调,而 BBR3464 治疗后仅观察到 p21 诱导。在对顺铂耐药的细胞中,细胞对顺铂敏感性的降低与顺铂诱导 p53/p21 通路的耐药性平行,而相同剂量的 BBR3464 在耐药细胞中诱导 p21 的程度较低。临床研究发现,在顺铂耐药细胞中使用 BBR3464 后,其杀伤肿瘤细胞的效果比顺铂要好。在 p53 突变型人类肿瘤异位种植动物模型中发现,BBR3464 亦可以发挥较强的抗肿瘤效果。对于这个重要的发现,如果在 60% 以上 p53 突变肿瘤患者中应用此新的化疗药物,其治疗效果一定会有较大程度的提高。化疗药物导致 DNA 损伤,通过 p53 信号通路介导一些生物学变化,因此,对于已经发生 p53 突变的肿瘤细胞,最佳的方法是绕过此信号通路。具有双向功能的三核 BBR3464 作为第一个多核的铂类化合物在临床上使用,最引人关注的是 BBR3464 的特异性 DNA 结合模式,它能迅速形成较大范围的非局域性结构,形成链内或链间连接。三核 BBR3464 与顺铂相比具有许多不同之处。

　　BBR3464 如何影响高速泳动族 B1(high mobility group B1,HMGB1)蛋白的功能是目前研究的热点问题。HMGB1 是一种高度保守的核蛋白,1973 年首次在牛胸腺中被提取和鉴定,其因在聚丙烯酰胺凝胶电泳中的高迁移能力而得名。核蛋白是结合蛋白质中的一类,是存在于生物的细胞核中具有特殊形态的蛋白质,由核酸与组蛋白、精蛋白等碱性蛋白质结合而成为细胞核的主要成分。根据核酸种类不同,核蛋白可分为核糖核酸核蛋白和脱氧核糖核酸核蛋白。HMG 根据分子量大小、序列相似性和 DNA 结构特性等特征,可分为 HMGA、HMGB 和 HMGN 3 个家族。而 HMGB 家族又有 3 个成员,即 HMGB1、HMGB2 和 HMGB3,三者在氨基酸序列上具有较高的同源性。其中 HMGB1 含量最为丰富,广泛分布于淋巴组织、脑、肝、肺、心、脾和肾等组织或器官中，其除在肝和脑中主要存在于细胞质外，在其他组织或器官中仅存在于细胞核内。细胞核中 HMGB1 的主要功能是与 DNA 发生结合。HMGB1 被特异性结合蛋白募集至靶点时，通过与 DNA 双链小槽的结合，促使双链局部变形，导致 DNA 形成三维结构。细胞核内 HMGB1 与特定结构超螺旋 DNA 结合，影响靶序列的结构，参与 DNA 的重组、修复、基因转录调控、细胞复制及分化成熟等活动。HMGB1 参与肿瘤细胞的增殖、分化和迁移，有研究还发现在结肠癌组织中，HMGB1 mRNA 表达水平比其在相邻正常组织中的表达水平要高。胞外的 HMGB1 促进细胞发生迁移，这一点在肿瘤细胞的入侵和转移过程中尤为重要。HMGB1 具有黏性，它可以与细胞表面多种不同分子如肝素、蛋白聚糖、硫糖脂和磷脂等结合。随着对 HMGB1 细胞生物学功能研究的不断深入，人们发现 HMGB1 在肿瘤等疾病中发挥着重要作用，HMGB1 可能成为新的治疗靶点。BBR3464 链内连接可以增强药物的敏感性，但这不与其杀伤肿瘤的效果有直接相关性，因其链内连接不能持续增强化疗药物的抗癌作用。

六、结论

目前接头蛋白研究已成为一个热点，接头蛋白具有特殊结构域或者特异性的氨基酸残基，在细胞信号转导过程中作为调节因子发挥重要的调控和衔接作用，是细胞信号转导过程中非常重要的信号蛋白。目前研究发现，如果接头蛋白发生突变或者其功能发生改变，则会影响细胞生长。如果以信号作为靶向目标寻找新的化疗药物，则在解决化疗药物耐药性问题时可以选择肿瘤的特异性接头蛋白作为靶向分子进行筛选。铂类化疗药物对肿瘤细胞发挥毒性效应时有较多的缺点，因此目前研究的热点是探讨分子机制及生物活性以改进铂类药物。肿瘤细胞对顺铂产生耐药性的机制仍有待进一步研究。事实上,研究化疗药物促使肿瘤细胞发生凋亡、衰老和有丝分裂等的具体机制,有助于对耐药性机制进行研究。尽管如此,铂类化疗药物化学结构的改变会大幅改变其 DNA 结合模式,导致 DNA 的损伤以及耐药性的产生。因此,必须进一步了解顺铂和新的铂类化疗药物如何修饰 DNA 以及通过差异蛋白识别和修复来促使下游信号通路中的信号分子调控细胞生物学功能,这些过程会导致耐药性产生。此外,对于 DNA 之间的相互作用,需要在细胞水平了解其具体作用机制,也需要更多的研究进一步验证。至今在耐药性方面进行的研究涉及多个系统,包括 DNA 修复、复制、转录及细胞周期和细胞凋亡等过程。了解顺铂等化疗药物如何修饰 DNA 并影响其下游信号通路中的信号分子,有助于研究这些药物的耐药性机制。

参 考 文 献

[1]　Yeh C T,Wu A T,Chang P M,et al. Trifluoperazine,an antipsychotic agent,inhibits cancer stem cell growth and overcomes drug resistance of lung cancer[J]. Am J Respir Crit Care Med,2012,186(11):1180-1188.

[2]　Okamoto M,Takahashi H,Yao K,et al. Clinical impact of using chemoradiotherapy as a primary treatment for hypopharyngeal cancer[J]. Acta Otolaryngol Suppl,2002(547):11-14.

[3]　Nessa M U,Beale P,Chan C,et al. Combinations of resveratrol,cisplatin and oxaliplatin applied to human ovarian cancer cells[J]. Anticancer Res,2012,32(1):53-59.

[4]　Ozols R F,Bookman M A,du Bois A,et al. Intraperitoneal cisplatin therapy in ovarian cancer:comparison with standard intravenous carboplatin and paclitaxel[J]. Gynecol Oncol,

2006,103(1):1-6.

［5］　Andrepont C, Marzilli P A, Marzilli L G. Guanine nucleobase adducts formed by［Pt（di-（2-picolyl）amine）Cl］Cl: evidence that a tridentate ligand with only in-plane bulk can slow guanine base rotation［J］. Inorg Chem,2012,51(21):11961-11970.

［6］　Štarha P, Trávníček Z, Popa A, et al. How to modify 7-azaindole to form cytotoxic Pt（Ⅱ）complexes: highly in vitro anticancer effective cisplatin derivatives involving halogeno-substituted 7-azaindole［J］. J Inorg Biochem,2012,115:57-63.

［7］　Ramachandran S, Temple B, Alexandrova A N, et al. Recognition of platinum-DNA adducts by HMGB1a［J］. Biochemistry, 2012,51(38):7608-7617.

［8］　Huang Y, Bell L N, Okamura J, et al, Phospho-ΔNp63α/ SREBF1 protein interactions:bridging cell metabolism and cisplatin chemoresistance［J］. Cell Cycle,2012,11(20):3810-3827.

［9］　Zdraveski Z Z, Mello J A, Farinelli C K, et al. MutS preferentially recognizes cisplatin-over oxaliplatin-modified DNA ［J］. J Biol Chem,2002,277(2):1255-1260.

［10］　Sato K, Ishiai M, Toda K, et al. Histone chaperone activity of Fanconi anemia proteins, FANCD2 and FANCI, is required for DNA crosslink repair［J］. EMBO J, 2012, 31 (17): 3524-3536.

［11］　Pera M, Gallego R, Montagut C, et al. Phase Ⅱ trial of preoperative chemoradiotherapy with oxaliplatin,cisplatin,and 5-FU in locally advanced esophageal and gastric cancer［J］. Ann Oncol, 2012,23(3):664-670.

［12］　Zulehner N, Hackl S, Wesierska-Gádek J. Combining an

FPTase inhibitor with cisplatin facilitates induction of apoptosis in human A549 lung cancer cells[J]. J Exp Ther Oncol,2011,9(1):53-65.

[13] Azmi A S, Aboukameel A, Banerjee S, et al. MDM2 inhibitor MI-319 in combination with cisplatin is an effective treatment for pancreatic cancer independent of p53 function[J]. Eur J Cancer,2010,46(6):1122-1131.

[14] Ivanov S A,Zhuravskiǐ S G,Galagudza M M. Ototoxicity of cisplatin[J]. Vestn Otorinolaringol,2012,(4):82-87.

[15] Shen D W, Pouliot L M, Gillet J P, et al. The transcription factor GCF2 is an upstream repressor of the small GTPAse RhoA,regulating membrane protein trafficking,sensitivity to doxorubicin,and resistance to cisplatin[J]. Mol Pharm,2012,9(6):1822-1833.

[16] Kong D J, Ma S M, Liang B, et al. The different regulatory effects of p53 status on multidrug resistance are determined by autophagy in ovarian cancer cells [J]. Biomed Pharmacother,2012,66(4):271-278.

[17] Oiso S,Ikeda R,Nakamura K,et al. Involvement of NF-κB activation in the cisplatin resistance of human epidermoid carcinoma KCP-4 cells[J]. Oncol Rep,2012,28(1):27-32.

[18] Ummat A,Rechkoblit O,Jain R,et al. Structural basis for cisplatin DNA damage tolerance by human polymerase η during cancer chemotherapy[J]. Nat Struct Mol Biol,2012,19(6):628-630.

[19] Cortés-Sempere M, de Miguel M P, Pernía O, et al. IGFBP-3 methylation-derived deficiency mediates the resistance to cisplatin through the activation of the IGFIR/Akt pathway in non-

small cell lung cancer[J]. Oncogene,2013,32(10):1274-1283.

[20]　Ivanova T，Zouridis H，Wu Y，et al. Integrated epigenomics identifies BMP4 as a modulator of cisplatin sensitivity in gastric cancer[J]. Gut,2013,62(1):22-33.

[21]　Lee Y，Kim Y J，Choi Y J，et al. Enhancement of cisplatin cytotoxicity by benzyl isothiocyanate in HL-60 cells[J]. Food Chem Toxicol,2012,50(7):2397-2406.

[22]　Yao X Y,Li G L,Xu H,et al. Inhibition of the JAK-STAT3 signaling pathway by ganoderic acid A enhances chemosensitivity of HepG2 cells to cisplatin[J]. Planta Med,2012, 78(16):1740-1748.

[23]　Yue P，Zhang X，Paladino D，et al. Hyperactive EGF receptor,Jaks and Stat3 signaling promote enhanced colony-forming ability,motility and migration of cisplatin-resistant ovarian cancer cells[J]. Oncogene,2012,31(18):2309-2322.

[24]　Yao X Y,Zhu F F,Zhao Z H,et al. Arctigenin enhances chemosensitivity of cancer cells to cisplatin through inhibition of the STAT3 signaling pathway[J]. J Cell Biochem, 2011, 112 (10): 2837-2849.

[25]　Song H,Sondak V K,Barber D L,et al. Modulation of Janus kinase 2 by cisplatin in cancer cells[J]. Int J Oncol,2004,24 (4):1017-1026.

[26]　Alas S，Bonavida B. Inhibition of constitutive STAT3 activity sensitizes resistant non-Hodgkin's lymphoma and multiple myeloma to chemotherapeutic drug-mediated apoptosis [J]. Clin Cancer Res,2003,9(1):316-326.

[27]　Wei J C,Yuan Y Z,Jin C Z,et al. The ubiquitin ligase

TRAF6 negatively regulates the JAK-STAT signaling pathway by binding to STAT3 and mediating its ubiquitination[J]. PLoS One, 2012,7(11):e49567.

[28]   Osuka K, Watanabe Y, Usuda N, et al. Activation of JAK-STAT3 signaling pathway in chronic subdural hematoma outer membranes[J]. Neurosci Lett,2013,534:166-170.

[29]   Cordero J B, Stefanatos R K, Myant K, et al. Non-autonomous crosstalk between the Jak/Stat and Egfr pathways mediates Apc1-driven intestinal stem cell hyperplasia in the Drosophila adult midgut [J]. Development, 2012, 139 (24): 4524-4535.

[30]   Nespital T, Strous G J. The Jak/STAT signaling pathway is downregulated at febrile temperatures[J]. PLoS One, 2012,7(11):e49374.

[31]   Fahmi A, Smart N, Punn A, et al. p42/p44-MAPK and PI3K are sufficient for IL-6 family cytokines/gp130 to signal to hypertrophy and survival in cardiomyocytes in the absence of JAK/STAT activation[J]. Cell Signal,2012,25(4):898-909.

[32]   Stechishin O D, Luchman H A, Ruan Y, et al. On-target JAK2/STAT3 inhibition slows disease progression in orthotopic xenografts of human glioblastoma brain tumor stem cells[J]. Neuro Oncol,2013,15(2):198-207.

[33]   Castiglioni E, Gramegna M, Moiana A, et al. Evaluation of the Universal Master Mix(STAT-NAT DNA-Mix) for reliable molecular testing[J]. Clin Chem Lab Med,2012,12:1-4.

[34]   Borensztejn A, Boissoneau E, Fernandez G, et al. JAK/STAT autocontrol of ligand-producing cell number through

apoptosis[J]. Development,2013,140(1):195-204.

[35] Butterbach K, Beckmann L, de Sanjosé S, et al. Association of JAK-STAT pathway related genes with lymphoma risk:results of a European case-control study(EpiLymph)[J]. Br J Haematol,2011,153(3):318-333.

[36] Jiang Z L,Li H M,Fitzgerald D C,et al. MOG(35-55)i. v suppresses experimental autoimmune encephalomyelitis partially through modulation of Th17 and JAK/STAT pathways[J]. Eur J Immunol,2009,39(3):789-799.

[37] Sen B,Saigal B,Parikh N,et al. Sustained Src inhibition results in signal transducer and activator of transcription 3(STAT3) activation and cancer cell survival via altered Janus-activated kinase-STAT3 binding[J]. Cancer Res,2009,69(5):1958-1965.

[38] Yang Y P,Xu Y,Li W,et al. STAT3 induces muscle stem cell differentiation by interaction with myoD[J]. Cytokine, 2009,46(1):137-141.

[39] Liu Y H,Jakobsen J S,Valentin G,et al. A systematic analysis of Tinman function reveals Eya and JAK-STAT signaling as essential regulators of muscle development[J]. Dev Cell,2009,16 (2):280-291.

[40] Wojciak J M,Martinez-Yamout M A,Dyson H J,et al. Structural basis for recruitment of CBP/p300 coactivators by STAT1 and STAT2 transactivation domains[J]. EMBO J,2009,28 (7):948-958.

[41] Burdeinick-Kerr R, Govindarajan D, Griffin D E. Noncytolytic clearance of Sindbis virus infection from neurons by gamma interferon is dependent on Jak/STAT signaling[J]. J Virol,

2009,83(8):3429-3435.

[42] Mahmud A, Patel S, Molavi O, et al. Self-associating poly(ethylene oxide)-b-poly(alpha-cholesteryl carboxylate-epsilon-caprolactone) block copolymer for the solubilization of STAT-3 inhibitor cucurbitacin Ⅰ[J]. Biomacromolecules, 2009, 10 (3): 471-478.

[43] Fielding C A, Sandvej K, Mehl A, et al. Epstein-Barr virus LMP-1 natural sequence variants differ in their potential to activate cellular signaling pathways[J]. J Virol, 2001, 75 (19): 9129-9141.

[44] Liang K, Keles S. Detecting differential binding of transcription factors with ChIP-seq[J]. Bioinformatics,2012,28(1): 121-122.

[45] Feng S Q, Thomas S, Wang J. Diverse tumor pathology due to distinctive patterns of JAK/STAT pathway activation caused by different *Drosophila* polyhomeotic alleles[J]. Genetics,2012,190 (1):279-282.

[46] Boreddy S R, Sahu R P, Srivastava S K. Benzyl isothiocyanate suppresses pancreatic tumor angiogenesis and invasion by inhibiting HIF-α/VEGF/Rho-GTPases:pivotal role of STAT-3[J]. PLoS One,2011,6(10):e25799.

[47] Noda C, Murata T, Kanda T, et al. Identification and characterization of CCAAT enhancer-binding protein(C/EBP) as a transcriptional activator for Epstein-Barr virus oncogene latent membrane protein 1[J]. J Biol Chem,2011,286(49):42524-42533.

[48] Snyder M, Huang X Y, Zhang J J. Signal transducers and activators of transcription 3 (STAT3) directly regulates

cytokine-induced fascin expression and is required for breast cancer cell migration[J]. J Biol Chem,2011,286(45):38886-38893.

[49]　Singh N,Hussain S,Bharadwaj M,et al. Overexpression of signal transducer and activator of transcription(STAT-3 and STAT-5) transcription factors and alteration of suppressor of cytokine signaling(SOCS-1) protein in prostate cancer[J]. J Recept Signal Transduct Res,2012,32(6):321-327.

[50]　Shi J J,Wei L. Regulation of JAK/STAT signalling by SOCS in the myocardium[J]. Cardiovasc Res,2012,96(3):345-347.

[51]　Xi D,Li Y C,Snyder M A,et al. Group Ⅱ metabotropic glutamate receptor agonist ameliorates MK801-induced dysfunction of NMDA receptors via the Akt/GSK-3β pathway in adult rat prefrontal cortex [J]. Neuropsychopharmacology, 2011, 36 (6): 1260-1274.

[52]　Hemmings B A, Restuccia D F. PI3K-PKB/Akt pathway[J]. Cold Spring Harb Perspect Biol,2012,4(9):a011189.

[53]　Zhao Y C, Sun Y. Targeting the mTOR-DEPTOR pathway by CRL E3 ubiquitin ligases:therapeutic application[J]. Neoplasia,2012,14(5):360-362.

[54]　Zhang X B,Tang N M,Hadden T J,et al. Akt,FoxO and regulation of apoptosis[J]. Biochim Biophys Acta, 2011, 1813 (11):1978-1986.

[55]　Byeon H E, Um S H, Yim J H, et al. Ohioensin F suppresses TNF-α-induced adhesion molecule expression by inactivation of the MAPK, Akt and NF-κB pathways in vascular smooth muscle cells[J]. Life Sci,2012,90(11-12):396-406.

[56]　Ryu N H,Park K R,Kim S M,et al. A hexane fraction

of guava leaves(*Psidium guajava* L.) induces anticancer activity by suppressing AKT/mammalian target of rapamycin/ribosomal p70 S6 kinase in human prostate cancer cells[J]. J Med Food,2012,15 (3):231-241.

[57]　Yerbes R,Palacios C,López-Rivas A. The therapeutic potential of TRAIL receptor signalling in cancer cells[J]. Clin Transl Oncol,2011,13(12):839-847.

[58]　Chen L C,Zhang J X,Han L,et al. Downregulation of miR-221/222 sensitizes glioma cells to temozolomide by regulating apoptosis independently of p53 status[J]. Oncol Rep,2012,27(3): 854-860.

[59]　Li D,Xie G R,Wang W C. Reactive oxygen species:the 2-edged sword of osteoarthritis[J]. Am J Med Sci,2012,344(6): 486-489.

[60]　Bevilacqua E,Gomes S Z,Lorenzon A R,et al. NADPH oxidase as an important source of reactive oxygen species at the mouse maternal-fetal interface:putative biological roles[J]. Reprod Biomed Online,2012,25(1):31-43.

[61]　Mellier G,Pervaiz S. The three Rs along the TRAIL: resistance,re-sensitization and reactive oxygen species(ROS)[J]. Free Radic Res,2012,46(8):996-1003.

[62]　Mathiaux J,Le Morvan V,Pulido M J,et al. Role of DNA repair gene polymorphisms in the efficiency of platinum-based adjuvant chemotherapy for non-small cell lung cancer[J]. Mol Diagn Ther,2011,15(3):159-166.

[63]　Graziosi L,Mencarelli A,Santorelli C,et al. Mechanistic role of p38 MAPK in gastric cancer dissemination in a rodent model

peritoneal metastasis[J]. Eur J Pharmacol,2012,674(2-3):143-145.

[64] Meng S S,Zhou Z Z,Chen F,et al. Newcastle disease virus induces apoptosis in cisplatin-resistant human lung adenocarcinoma A549 cells in vitro and in vivo[J]. Cancer Lett, 2012,317(1):56-64.

[65] Caltová K,Cervinka M. Antiproliferative effects of selected chemotherapeutics in human ovarian cancer cell line A2780 [J]. Acta Medica(Hradec Kralove),2012,55(3):116-124.

[66] Xu H Y,Chen Z W,Pan Y M,et al. Transfection of PDCD5 effect on the biological behavior of tumor cells and sensitized gastric cancer cells to cisplatin-induced apoptosis[J]. Dig Dis Sci,2012,57(7):1847-1856.

[67] Lin C S,Wang Y C,Huang J L,et al. Autophagy and reactive oxygen species modulate cytotoxicity induced by suppression of ATM kinase activity in head and neck cancer cells [J]. Oral Oncol,2012,48(11):1152-1158.

[68] Fan J,Ou Y W,Wu C Y,et al. Migfilin sensitizes cisplatin-induced apoptosis in human glioma cells in vitro[J]. Acta Pharmacol Sin,2012,33(10):1301-1310.